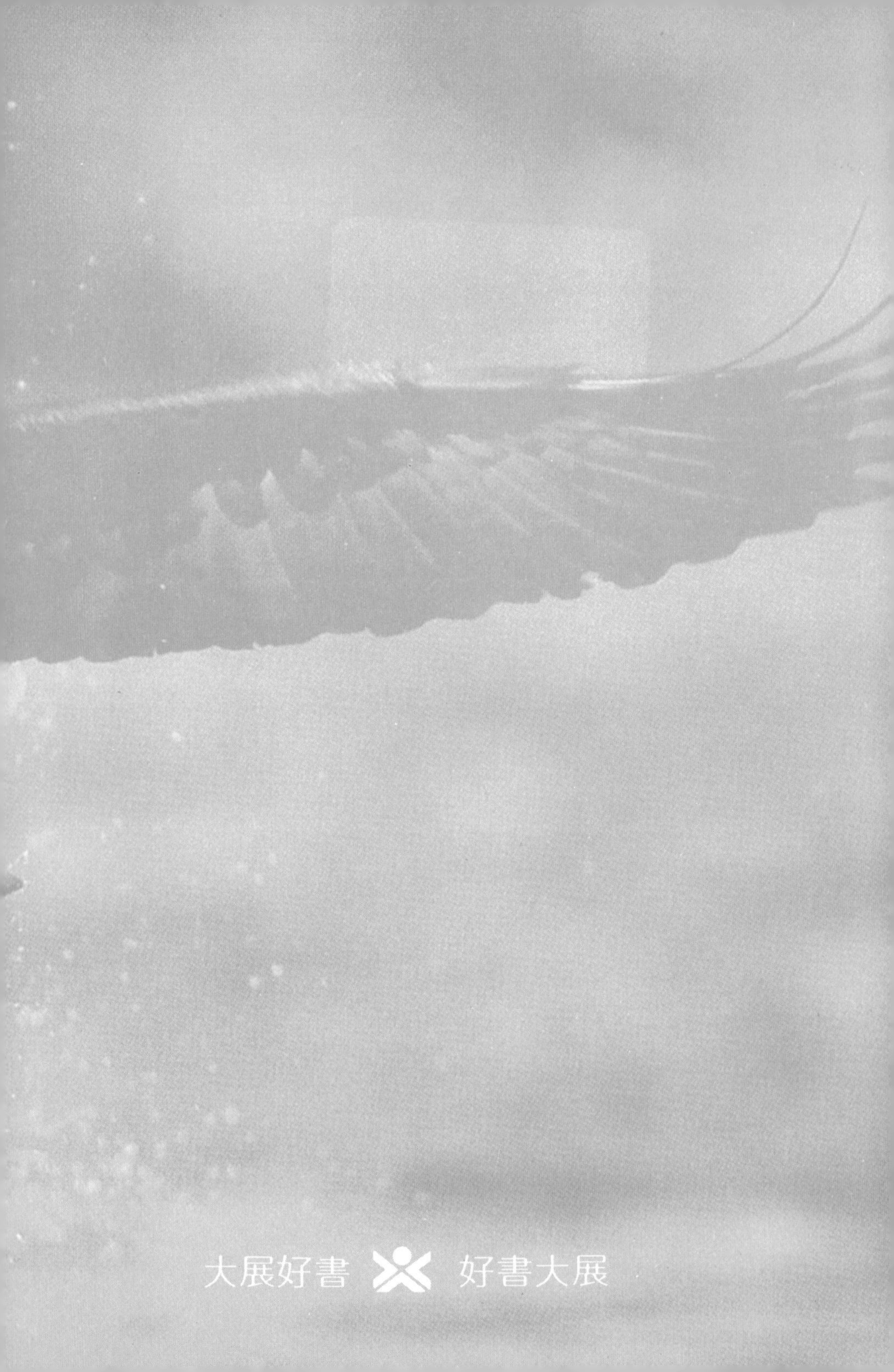
大展好書 好書大展

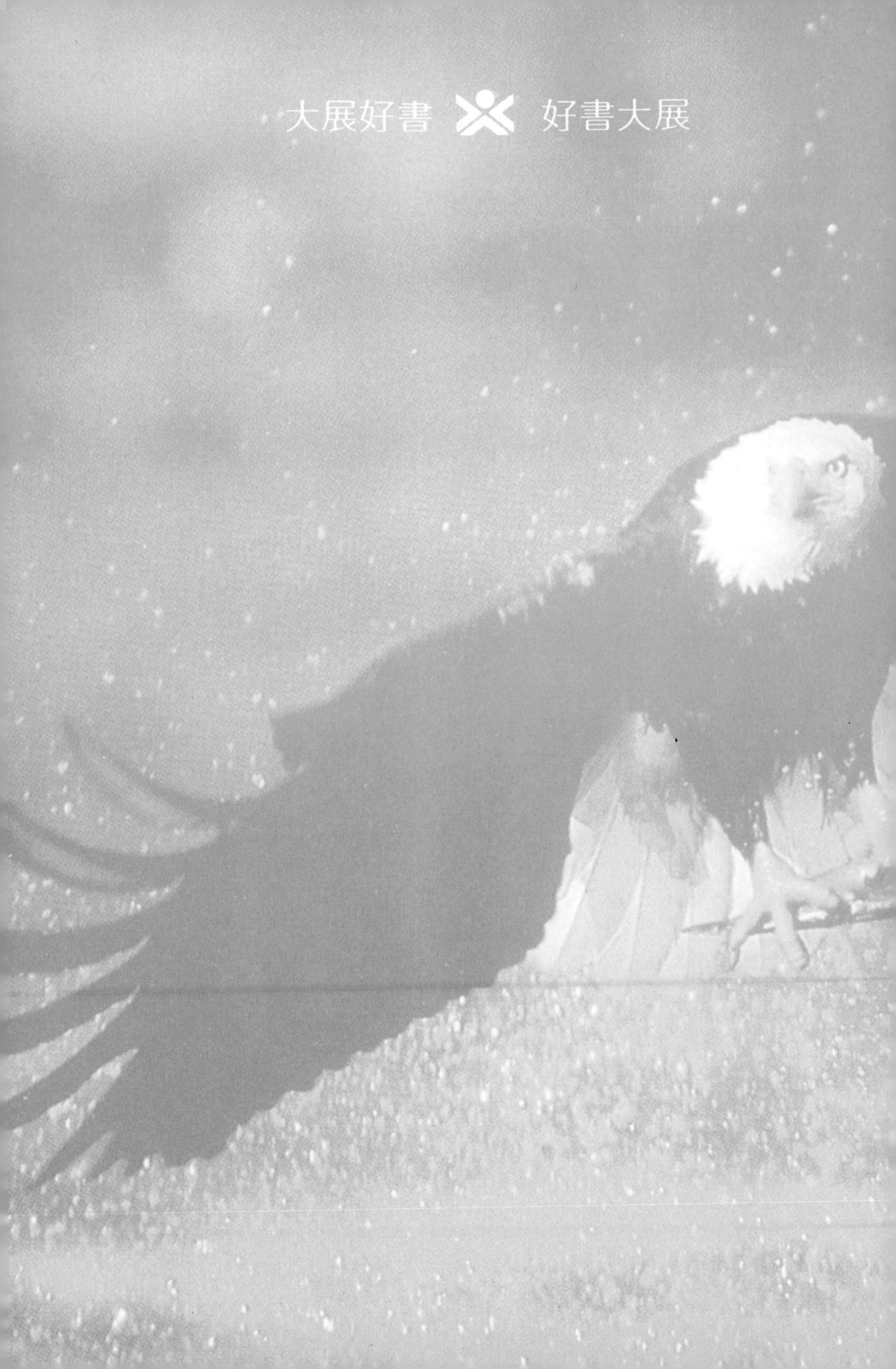
大展好書 好書大展

家庭醫學保健
68

一輩子年輕開心

家庭醫學保健編輯群／編著

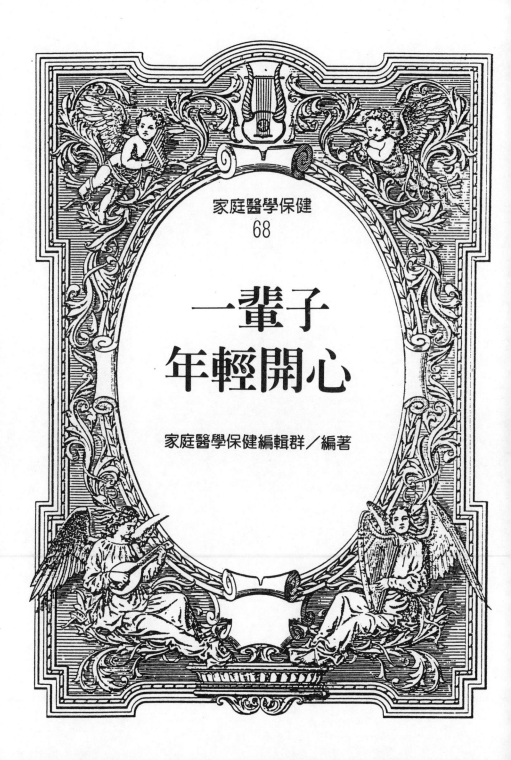

前言——壓力會促進老化

最近的孩子，據說不論肉體或精神方面都非常早熟。報告中顯示，一般平均是十～十一歲，但是最快有八歲的孩子，才小學三年級就有初經來臨。

出現初經、月經，就代表已經做好了受孕、懷孕、生產的準備。生理上也意味著已經完成了成熟女性的機能，成爲完全成熟的女性了。早熟本身對於美容醫學上並沒有問題，像古代社會，在十二～十三歲結婚、生產是理所當然的。

但是，人類的平均壽命不斷延長，現代的女性已經超過八十歲了。

由計算來看，現在平均壽命超過八十歲的女性，生物的適婚期應該是四十歲。但是孩子的成長反而加快，初經年齡逐漸降低。問題就在這兩者之間的差距。

平均壽命延長，原本應該延遲的成熟期卻提早來臨。就生物學而言，提早成熟就意味著老化提早開始。現在的女性，從二十歲開始就出現了肌膚老化現象。以前只有老年人有的骨質疏鬆症，也有逐年年輕化的現象。另一方面，到了五十歲仍然與更年期障礙無緣，擁有光澤柔潤的肌膚，充滿活力的女性也很多。這種個人差到底來自何處?探討其要因,就在於現代社會的宿命,壓力的問題。

推理小說的始祖、恐怖小說創造者、美國作家兼詩人愛特嘉·亞藍·波,曾經寫過一本短篇小說『大漩渦』。被封在木頭裡,捲入大漩渦,體會到地獄生活的青年被救出時,外貌完全改變,頭髮全都變白了。我想沒有其他的例子可以簡潔表現出這種恐懼、壓力的實態了。

想要逃避現實,可能就是想要逃避壓力吧。因爲在現實生活中,無可避免會遇到壓力。但是,只有面對現實,朝著目標踏出實際第一步,才是使妳變得更美的第一步。一朝一夕的強烈壓力會使人老化,而壓力就好像是超越時空的時光機,是一種老化促進劑。

就醫學觀點而言,人類感受壓力時,細胞會有功能異常的活潑化或萎縮二種反應。當加諸壓力時,就無法按照正常步調產生細胞分裂,緩慢穩定的老去。換言之,不再是走緩下坡的類比型老化,而是三級跳快速下降的數據型老化。

一般人認爲壓力是心理問題,情緒的障礙。不過最近發現,如果用這種方式比喻的話,就無法應付壓力引起的各種症狀。像過敏性的疾病就是典型的例子。

壓力不是以往所謂原因不明的心理障礙。正確來說,壓力是外界的刺激超過了身體的容許量，使身體產生一種防衛反應，暫時使得身體、精神出現錯亂，或是健忘、痴呆等現象。

來自外界的不快、不安、痛苦等刺激，全都是壓力的要因。包括空氣和水中的有害物質、食品添加物、噪音、臭氧層的破壞，使得超過容許量的紫外線照射到地球上……壓力的要素根本無法一一說明。總之，社會到處充滿著壓力，不斷的累積起來，造成生物有形、無形的問題。

例如，最近大家都在不知不覺中，缺乏了美肌不可或缺的營養素維他命C。缺乏維他命C會使肌膚乾燥，而且會引起各種的併發症。得了糖尿病的人，會出現血管障礙或是高血脂症等現象，就是典型的例子。所以缺乏維他命C時，原本健康的人會覺得身體倦怠、莫名的焦躁、感覺身體失調。平時要多攝取荷蘭芹、花椰菜、青椒、檸檬、草莓等含有維他命C較多的食品，但是造成潛在維他命C缺乏症的就是壓力。在上班的尖峰期擠公車「通勤」、操作OA機器等承受過度的壓力，使得保持生理均衡的自律機能遭到破壞，而大量消耗維他命C。此外，因爲想逃避壓力而抽煙，反而更導致維他命C缺乏。

一般而言，美容上的問題很少直接危急生命，因此容易被忽略。

但是，這是一大錯誤。肌膚乾燥、斑點、脫毛……，這些美容上的問題，事實上是神爲了告訴妳身體變調的重要訊息。例如，脫毛增加，就表示自律系統及內分泌系統的團結合作失調。而肌膚乾燥時，就表示男性荷爾蒙和女性荷爾蒙系統，以及自律神經系統的團結合作失調。

此外，也要注意皮脂腺的機能衰退。當腹部凸出時，可能是內臟有過量脂肪附著，造成高血脂症。因爲壓力導致老化提早來臨的話，則這些美容上的問題就會頻頻出現。這時要儘早處理，找美容醫學專家諮商。

「人類年紀大當然會老，當然會出現斑點、皺紋。白髮只要染染就好了。」這種奇妙的達觀想法事實上非常危險，絕對不能忽略神給予人們的訊息。老化會促進細胞的癌化、細胞老成化、血管的血栓化。在妳忽略斑點、皺紋時，可能已經受到癌症、心肌或腦的梗塞、腦血栓、狹心症等各種成人病的侵襲。

在不斷進行的高壓力時代，我們應該要更注意到關於老化的訊息。要避免壓力，應該要儘早評估自己不均衡的飲食生活，而且要改善不健康，只是競爭速度，追求強烈刺激的生活型態，這樣才能保持年輕美麗的健康體。同時能維持有光澤的皮膚、豐富的表情及黑髮，發揮預防癌症及成人病的效果。

目錄

第3章 擁有更豐富的人生

第四醫學、美容整型外科所產生的效果

第1章 女性的老化從二十歲開始

依部位別檢查妳身體的信號

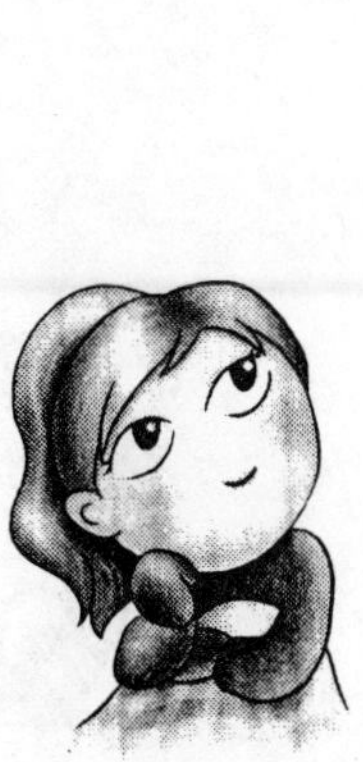

受損的頭髮

原因包括吹風機、梳頭髮或是化學藥品等

頭髮乾燥無光澤，呈茶褐色，容易分岔斷裂，最後形成白髮。吹頭髮的煩惱，可以說是老化現象的開始。

人類女性的頭髮，原本是非常強韌的，甚至可以「拉動一隻象」。說到象可能是比較誇張的比喻，但是一根頭髮最高可以支撐一百五十公克的東西。具有彈性、強韌的頭髮，最大的弱點就是不耐熱。頭髮如果遇到一百四十度以上的熱，就會開始冒氣泡。覆蓋在頭髮表面，如鱗片般的角質層會膨脹，本身數目及大小都會改變。

當熱度超過二百度時，氣泡破裂，頭髮會失去光澤和滋潤。因此，不能長時間使用吹風機，理由就在於此。

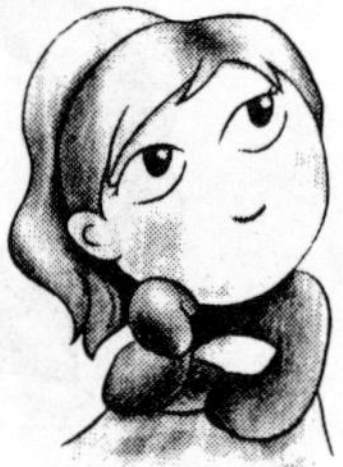

除了熱之外，頭髮的大敵就是錯誤的梳髮及洗髮等，因為護髮導致物理、化

學的損傷。頭髮最大的吸水性達百分之三十五，如果含充分的水分及油脂還沒有問題，但是，如果太陽曬太久使頭髮乾燥時，又粗魯的梳髮，或是用毛巾擦乾頭髮時將頭髮倒著梳，持續用太鈍的剪刀剪頭髮，都會使頭髮的小表皮或髮梢受損，成為分岔或斷裂的原因。

此外，燙髮或是整髮用的化學藥品，也會改變頭髮的組成，損傷頭髮。同時，藥品刺激頭皮，也會成為斑疹和過敏的原因。大家還要記住，頭髮和肌膚一樣，太陽曬太久都會受損。尤其夏天海邊的紫外線對頭髮是大敵，會成為頭髮乾燥以及各種問題的原因。

健康的頭髮具有光澤和彈性，非常柔軟，表面的角質層排列整齊。而損傷毛髮則角質層的形狀混亂，嚴重時表面會碎裂。角質層一旦受損就無法復原，因此要儘可能避免。追求時髦燙髮或整髮時，一旦發覺頭髮受損，就要鼓起勇氣剪掉它。

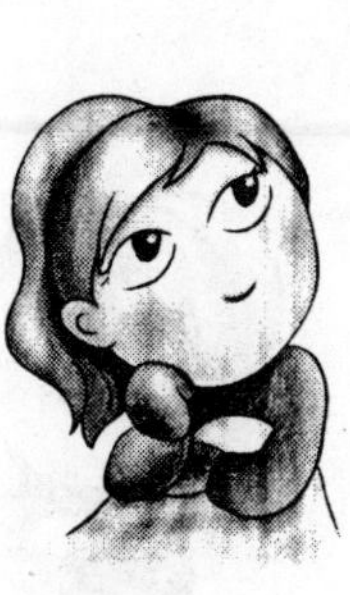

頭髮稀疏

原因是偏食或壓力，只要改善生活習慣即可

拾起一根掉落的頭髮，仔細觀察一下。年輕健康的頭髮又粗又黑，與以前相比如果變細而且沒有光澤，或是變成褐色或灰色就要注意了。

其次再用剃刀剃這根頭髮。如果切面的中心已經出現白色化的現象，表示新陳代謝的機能減退，已經成為老人的頭髮了。

現代女性頭髮稀疏的現象逐漸增加，甚至很多人會用假髮。頭髮稀疏到底是如何發生的呢？

頭髮每天以同樣的速度生長與掉落，製造頭髮的細胞反覆分裂，好像「分株」似的不斷增加頭髮。如果增加的速度比掉髮的速度慢，或是掉髮速度太快的話，這個人頭髮就會稀疏。

為何會造成速度平衡失調呢？有人說是甲狀腺荷爾蒙的原因，有人說是男性

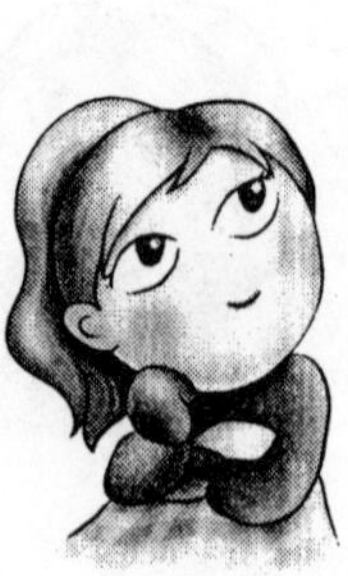

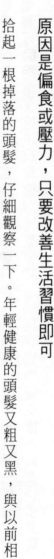

荷爾蒙過多造成的。雖然並不明白決定性的原因，但，的確有一些引起頭髮稀疏的要因。

結論之一就是飲食習慣。

偏食雖然會有足夠的熱量，卻會缺乏必要的營養素，或是減肥導致長時間反覆的拒食和過食，就會造成營養失調，使得細胞的基因受損。一旦製造頭髮的細胞基因受損時，就無法再生產健康的頭髮，導致頭髮稀疏。

壓力也是一大要因。

先前曾說過，製造頭髮的細胞會反覆分裂，而分裂次數是由遺傳來決定的。當承受壓力時，細胞可能會出現旺盛化或萎縮化的極端反應。一旦旺盛化時，分裂速度加快，會比預定的時間更早「停止生長」，因此頭髮就開始稀疏了。而萎縮時則是無法順利的進行分株，導致頭髮稀疏。

青春期時，因為考試或是壓力等睡眠不足，頭髮稀疏的人很多。但是，年輕人恢復較快，只要改善生活習慣，或是解決頭痛的問題，毛髮立刻就能恢復。隨著年齡的增長，就無法迅速恢復。如果感覺恢復太慢時，就表示老化已經開始了。

額頭的凹凸

一旦老化開始時脂肪層會萎縮

兒童的額頭凹凸較少，比較光滑。但是，到了某種年齡時，就會出現凹凸不平的現象，這也是老化的象徵。

人的臉是由很多的肌肉和脂肪覆蓋，包括製造出笑或哭的表情肌，以及咀嚼食物所使用的顳肌等。這些肌肉無法順暢作動時，就無法做出自然的表情，也無法好好的攝取食物。

所以在肌肉的表裡，具有潤滑作用的特殊脂肪層，可以幫助肌肉順暢活動。換言之，可以避免肌肉和周遭組織摩擦生熱，或是造成機械的外力。

開始老化時，這個脂肪層會萎縮，造成皮膚失去張力，額頭凹凸不平，太陽穴也會陷凹。

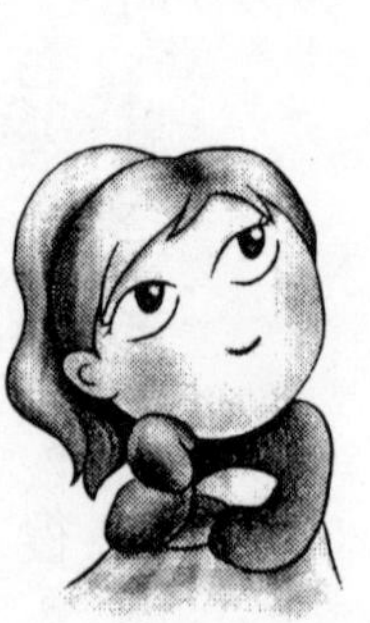

一般而言，隨著年齡的增長，應該會有脂肪附著。像中年發胖、年紀大導致

的肥胖就是如此。

事實上，很少人的臉會肥胖，脂肪通常會附著在頸下部分，身體則是以腹部和臀部為主。下半身容易肥胖，但是，臉會肥胖的例子較少。

臉部容易有脂肪附著的是兒童和年輕人、使用類固醇，或是有荷爾蒙方面疾病的人。年輕時表情肌具有張力，脂肪層較厚，顏面骨強韌，所以臉看起來是緊繃的。偶爾會有因為熱量過多而出現雙下巴的人。

一旦老化之後，臉的脂肪、肌肉和顏面骨都會萎縮，加上皮膚變薄，所以臉應該會變小。

但是整體而言，因為鬆弛、下垂，反而使臉看起來更大。

在皮膚下，既非皮下脂肪又非骨骼的組織（軟部組織）會增加、沉著，尤其容易出現在鼻尖或是下巴下方的部分。因此會出現雙下巴，或是臉會變大，出現下方腫脹的現象。

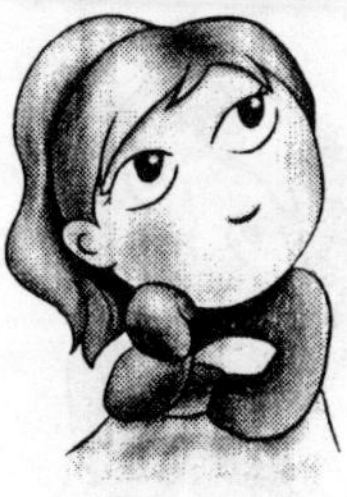

眉及其周邊

當生長眉毛的細胞老化時就無法形成新的眉毛芽

不少人為了整型而拔掉眉毛。年輕、健康的人拔掉的話還會長出來，但是，拔眉毛的行為，本身會對於毛管周圍以及毛乳頭造成壓力，對眉周圍的皮膚造成負擔。

一旦開始老化時，平常粗魯拔除仍會生長的眉毛，通常在二十二～二十三歲時就很難再生長出來。

此外，當老化進行時，眉毛會變長。

眉毛和毛髮一樣，會以一定的週期更新。新的眉毛芽形成，舊的眉毛自然脫落，因此，眉毛能夠保持一定的長度。但是，一旦生長眉毛的細胞老化時，就無法形成新的眉毛芽。原本長出來的眉毛，沒有由下往上推擠的芽，會一直停留在那兒，因此，眉毛看起來更長了。

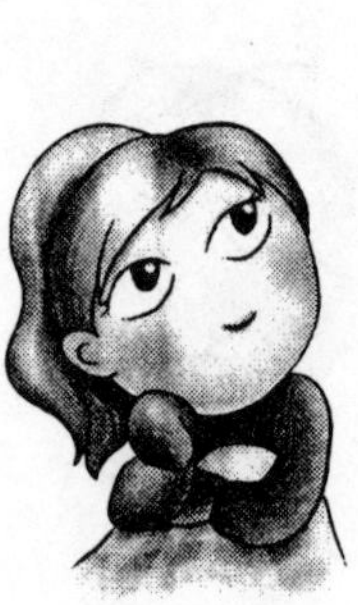

此外，因為覆蓋臉的表情肌鬆弛下垂，因此，眉的外側朝下變長，所以朝外側下垂的眉毛是老人的象徵。

眉的上部與以前相比會隆起，與飲食生活有密切的關係。如果經常咀嚼硬的東西，咀嚼時的壓力會傳到眉上部的骨頭，所以骨頭會隆起。像大猩猩等，在森林中咀嚼堅硬的樹木種子或樹葉的動物，眉上部都會隆起。

咀嚼食物對健康而言非常重要，同時也會使眉上部骨發達。就材料力學的觀點而言，眼窩周邊骨的構造和鋼架類似。因為某種理由，骨的形質脆弱，無法承受咀嚼力。為了加以彌補，因此眉的上部骨隆起，或是骨產生過剩的反應。當然與飲食習慣和遺傳要因也有關，不過關於這部分目前不得而知。

臉是表現知性與感性的部位，是表現個人性格的部分。

因此，如果臉部的老化，也可能表示心靈的老化。如果只是把它想成紫外線的抵抗力減退、肌力減退等肉體的問題就錯了。

造成老態臉的要因，必須要多考慮心靈方面的問題。表情的老化，可以說是製造表情的大腦受到壓力的表現，因此，必須改善對生活型態的想法。

眼睛

魚尾紋證明組織的年輕度降低

說到臉上的老化現象，大家最清楚的就是眼角的小皺紋，俗稱「魚尾紋」。年輕人也會出現魚尾紋。例如，進行海水浴、暴露在強烈紫外線下，皮膚乾燥，形成皺紋。不過這只是暫時的，很快就會痊癒。

問題是經過一段時間，仍然無法痊癒的例子。

「魚尾紋」一出現在眼尾，這就證明了皮膚變薄、乾燥，皮膚下方的脂肪與表情肌都萎縮，是非常明顯的老化現象。

發覺「魚尾紋」的人，必須自覺到身體組織的年輕度已經開始降低了。在體內也可能已經孕育出造成高血壓、動脈硬化、腦梗塞和心肌梗塞等可怕成人病的因子。換言之，這些信號出現在眼尾，必須快點使身體活性化才行。

除了魚尾紋之外，老化還會以各種症狀出現。

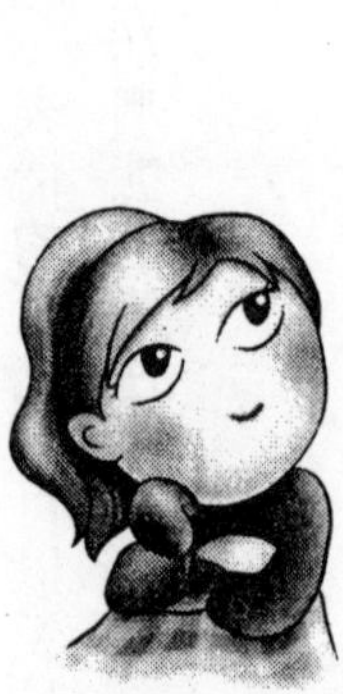

例如，眼尾下垂，並不是皮膚，而是臉的表情肌下垂。眼睛變小，這是眼睛周圍的眼輪匝肌缺乏張力，因此下垂。肌力減退、下垂，皮膚鬆弛，連眉毛都會一起下降。當上眼瞼的皮膚往下拉扯，上眼瞼就會鬆弛。

相反的，下眼瞼的皮膚多出許多時，就會出現下眼瞼睫毛倒插的現象。如果並非十幾歲而出現下眼瞼睫毛倒插現象，不應該把它當成是美容上的問題，而該了解這是老化的進行。

眼睛周圍是人體中皮膚最薄的部分，是為了表現豐富的表情。而在其下方，則有強力發達的表情肌（眼輪匝肌）。隨著年齡增長，這個薄的皮膚被眼輪匝肌拉扯，因此變得過剩，失去了原本製造生動表情臉部肌肉的機能。

原因可能在於飲食生活、紫外線的影響，也可能是遺傳、甲狀腺障礙、荷爾蒙異常、糖尿病等疾病使皮膚變硬。因此，經常觀察體內最薄的眼睛周圍的皮膚，就可以早期發現隱藏的疾病。

有些人為了擁有雙眼皮而使用膠帶，使用過度會癢得受不了，這是因為皮膚的斑疹而造成的。勉強持續使用時，會形成非常厚的眼瞼，這就是老化性皮膚炎。形成斑疹之後就要立刻停止使用膠帶，否則肌膚會一直持續老化。

眼袋、眼球凸出

眼輪匝肌的力量隨著年齡逐漸降低、鬆弛

眼下的鬆弛一般稱為眼袋，開始明顯時表示開始老化。

幾乎所有的人都會有眼袋，但是有人年輕時就有，有人卻衰老時才出現。什麼人在年輕時就容易出現眼袋呢？

就是與骨相對照時，眼球較大的人。

從側面來看，眼窩骨上下用線連結。如果線並非垂直，而稍微往前倒的感覺，就是眼窩骨上面比下面凸出的緣故。

骨的構造是往前傾的型態，造成眼球一直處於往前滑出的狀態。而眼窩內有活動眼球的六條肌肉（外眼肌），以及具有潤滑作用的眼窩脂肪。將眼窩脂肪保持在眼窩內的就是眼輪匝肌。

眼輪匝肌的力量隨著年齡的增長而減退，變得鬆弛，因此，眼窩脂肪朝向眼

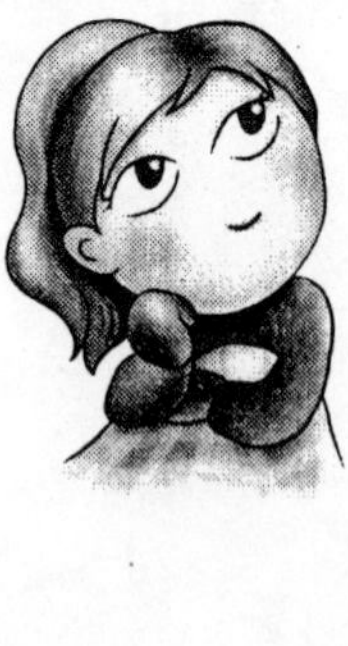

窩外形成凸出狀。從臉的外側來看，能夠清楚看到的就是眼袋。

眼球比較大的人，加諸於眼窩脂肪的負擔就很大，因此，年輕時就容易出現眼袋。

眼輪匝肌的肌力減退，不是眼球大小等體質遺傳的因素，與個人的生活型態及壓力等後天要因也有關。眼的周圍是特別容易感受到日常生活壓力的場所。所以，藉著改善生活以及表情肌的訓練，就可以強化眼輪匝肌，延遲眼袋出現的年齡。

最近增加的就是眼球凸出。原以為像甲狀腺機能亢進症、突眼性甲狀腺腫病等，是因為疾病造成的。結果發現並不是如此，主要是老化所造成的。

如果年輕時眼球凸出並不用擔心，看起來反而閃耀光輝。這是因為皮膚具有張力，有脂肪附著的緣故。

但是，因為老化而皮膚變硬、變厚，上眼瞼的脂肪萎縮時，張開眼睛會覺得上眼瞼異常地厚，眼球好像要凸出來似的。年輕時眼睛非常漂亮的人，常常隨著老化進行，會給人眼球好像要凸出的感覺。

鼻子外觀的變化

成熟的人鼻子逐漸增長

小孩子的鼻子多小而短，但是成為大人後，鼻子會逐漸增長，這是因為有鼻肌通過的緣故。隨著年齡的增長，鼻肌伸展。像漫畫中老人的鼻子就很長，老巫婆的鼻子甚至產生下垂的感覺。

鼻子稍微長長，表示開始老化。

鼻子從臉的中央往前張開，朝著與重力相反的方向凸出。隨著年齡的增長逐漸往下延伸，因為欠缺組織的收縮性，無法保持原狀，就會維持拉長的狀態。

鼻子往下拉長，有人覺得很好，可是連鼻翼都朝側面擴張。請看戰國武將臉的素描，鼻翼朝側面擴張，感覺鼻子很有威嚴似的。這就是年紀到某種程度時老人的臉。

鼻子毛細孔的污垢非常明顯。如果是兒童的話，毛細孔的污垢只要清洗就會

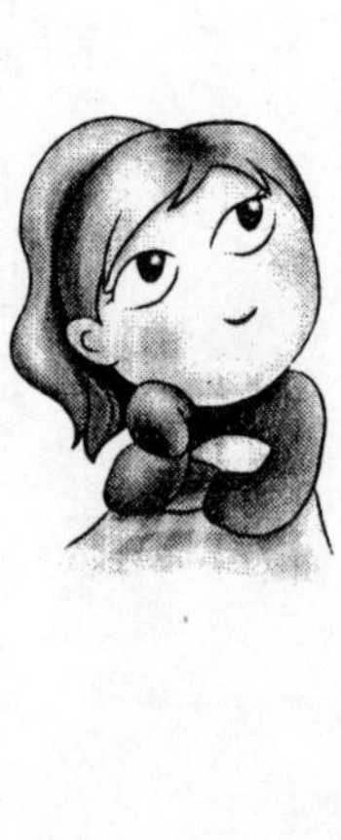

去除，但是大人因為皮膚表面下的細胞分裂，也就是恢復青春的力量，和表面的老化無法取得平衡，所以大約過了二十歲就很難去除了。

老化繼續進行時鼻子變紅，毛細血管擴張。鼻子下方較淺處的毛細血管不斷張開，這就證明無法控制自己的組織。

兒童的皮膚全都很漂亮，但是到了某個年齡，會出現像蜘蛛網般的微血管。這是因為形成微血管的細胞暫時擴張，使得周圍細胞無法進入的緣故。年輕時所有的細胞和組織本身間會互相調整，取得平衡加以控制。但是，現在這種平衡已經失調。

當細胞間平衡控制不良時，會出現良性腫瘤。繼續惡化時，又會出現惡性腫瘤。毛細血管明顯，就表示無法發揮機能的組織增加了。

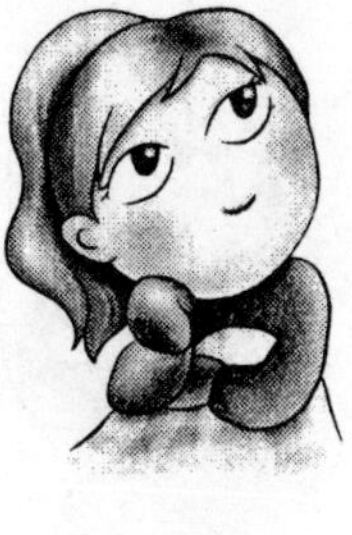

鼻塞

鼻塞和打鼾一樣是全身性老化的明快症狀

鼻塞也與老化有關。

鼻塞是指鼻腔的黏膜增厚，鼻中膈彎曲，或是出現瘜肉等各種原因造成的。引起鼻塞關鍵之一就是鼻炎、鼻黏膜的發炎症狀。

最近過敏性鼻炎增加了很多，過敏原可能是花粉、空氣中的污染物質或是灰塵和蟎等。

現在的大氣污染非常嚴重，即使是自宅安裝了空氣清淨器，到了戶外就好像毫無防備般。鼻黏膜會對有害物質產生特別敏感的反應而引起發炎。

年輕時反覆過敏性鼻炎，鼻黏膜增厚。反覆引起的發炎症狀會成為一種壓力，過度壓力的細胞就會產生過度反應，因此開始萎縮。鼻黏膜細胞萎縮會使鼻黏膜增厚，機能減退。

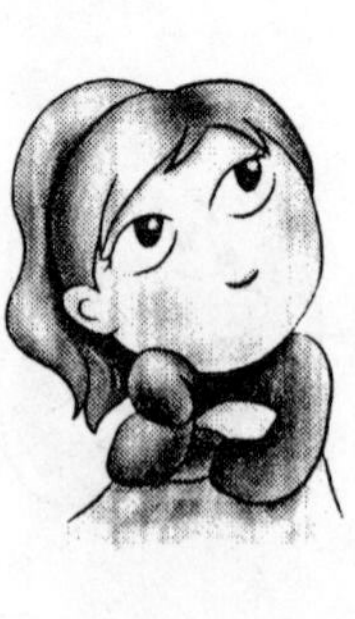

萎縮就是一種老化現象。鼻黏膜萎縮或肥厚，意味鼻子已經先行一部開始老化了。而鼻子開始老化的現象，就是全身老化的序曲。

引起鼻塞現象，如果出現在喉嚨深處（扁桃腺、咽頭部、腭弓周邊）就容易打鼾。鼻咽腔狹窄時，空氣出入時氣流的抵抗增強或是混亂，經過懸雍垂發出的聲音，就是打鼾。最麻煩的是，打鼾會造成慢性就寢中，血中氧濃度降低，末梢血管的氣體交換率惡化而形成壓力。

一旦與高血壓、動脈硬化或高血脂症一起出現時，症狀就會繼續惡化，形成惡性循環。像這類的打鼾使用美容醫學的措施都有效，一定要注意這一點。

鼻塞或打鼾，就是全身進行老化的明快症狀。

臉頰

鬆弛是皮膚下方表情肌的肌力減退造成的

臉頰鬆弛、陷凹、像橘子皮一樣就是老化的象徵。

首先就是鬆弛，這是因為皮膚下表情肌的肌力減退而造成的。無法再繼續違反重力，因此被往下拉扯。

太陽穴和臉頰、口唇的陷凹，是因為在咀嚼食物的肌肉（顳肌）或表情肌活動時，具有潤滑作用的脂肪萎縮造成的。這脂肪從太陽穴經過臉頰，然後到口為止。

臉頰鬆弛、陷凹，會成為輪廓不均勻的老態臉。

老化包括脂肪和顏面骨萎縮，因此臉應該會縮小。但是，加上鬆弛和陷凹，會形成下方不均勻的腫脹現象，這就是老化臉的特徵。

皮膚也像橘子皮般硬，且凹凸不平。年輕時具有彈力，因此感覺不像橘子皮般硬。但是隨著年齡增長，皮下脂肪萎縮，皮膚失去彈性，因此感覺有點硬。

當失去彈性時，毛細孔無法順暢的收縮而持續擴張，使得油脂或是空氣中的灰塵阻塞毛細孔，形成顆粒狀的肌膚，就好像鼻頭的感覺般。

雖然臉頰不像鼻子般油膩，不會積存很多污垢，但是，它也是不容忽略的老化象徵。

暴牙可以說是一種現代病

暴牙或是露縫牙都是老化的現象。

牙齒會隨著年齡而萎縮，造成牙齒之間形成縫細，稱為露縫牙。

但是，最近暴牙的情況增加了。

暴牙的原因是上顎骨凸出的狀態。如果下顎骨往前凸出，就會形成下唇往前凸出。相反的，暴牙則是骨的位置本身無異常，但是牙齒往前凸出的狀態。由於咀嚼力或是舌頭的力量使牙齒往前推擠，齒列成扇形展開。

雖然在孩提是普通的狀況，但是中年以後牙齒往前傾的人，最近明顯增加。

這是因為吃了太多柔軟的食物，無法鍛鍊顎骨，與骨質疏鬆症同樣是骨異常所造成的。顎骨一旦異常時，牙齒無法與顎骨緊密的結合而會鬆動，因此會被舌頭的力量壓抑住而凸出，這就是一種現代病。

暴牙和露縫牙都是老化的現象，同時也是促進老化的要因。

牙齒凸出或是有縫細，無法好好咬合，就會使牙齒縫細間有食物殘渣積存。無法好好咀嚼，就會使齒肉（牙齦）的組織逐漸萎縮。因為無法順暢咀嚼，所以會吃得很快，吞得很快，對胃也不好，會降低利用唾液的殺菌力，也容易得牙周病。

唾液中除了蛋白分解酵素、脂肪分解酵素之外，還有免疫抗體。咀嚼食物三十次，免疫抗體就能中和病毒或惡性物質，不咀嚼就會將這些惡性物質吞入體內。

基於此理由，怠忽蛀牙的治療也會促進老化。如果不充分咀嚼，無法將力量傳達到顎骨，就無法鍛鍊衰弱的上下顎。

除了牙齒的形狀之外，還要檢查是否能好好的咀嚼。首先是口臭。口臭是因為無法充分咀嚼，殘留食物殘渣而造成的。不光是消臭而已，必須注意口臭的原因。此外，口臭也可能是胃或是食道疾病而造成的。

注意牙肉的顏色。牙齒周圍的血液循環不良時，牙肉就不會形成美麗的粉紅色。好好的咀嚼能促進牙肉的血液循環。

嘴唇

嘴唇呈現放射線的紋路是受到紫外線等的影響

隨著年齡增長，鼻的下方會長長，嘴唇的形狀也會產生變化。小孩子的唇有彈性，具有立體感。隨著老化，立體感會消失。嘴角下垂，是表情肌下垂的緣故。

繼續老化時，唇會出現放射狀的紋路。這是因為紫外線等的影響，使得皮膚本身萎縮。而與口輪匝肌這個口周圍肌肉皮膚黏連的部分，會形成表情紋。

男性因為長鬍子，可以保護皮膚非常的厚，不像女性般容易形成紋路。與國人相比，皮膚比較薄的白色人種，有人在二十五歲左右就出現了紋路。最近國人卻有增加的趨勢，尤其皮膚白皙的人，平常就要注意。

腮幫子凸出，也是隨著年齡出現的臉部變化之一。

經常趴著從事辦公桌工作時，因為重力，下顎會往前滑落，會覺得非常疲累。為了不讓它滑落，會緊咬著臼齒繼續作業。此外，集中精神或是想要出力時也會咬緊臼齒，使得腮幫子部分承受壓力而凸出。

當然，飲食生活也會造成影響。

我們利用臼齒磨碎食物，因此臼齒會用力。但是，如果說腮幫子是為了磨碎食物而造成的，那麼狗的腮幫子應該比人類凸出才對，但是並不然。應該說狗的牙齒撕裂食物的作用比磨碎食物更好。

經由調理等工夫，人類咀嚼食物的動作減少了。但是，像是運動或是智能作業等，緊咬臼齒的機會增加很多，也會導致腮幫子形狀變化。

臉會隨著年齡的增長而產生變化。在人生五十年時，並沒有出現這種強烈的變化，但是像現在二十歲左右就有了大人的身體條件，如果再繼續活六十年，臉當然會有很大的變化。

乳房

下垂、乳頭或乳暈肥大、變色

十多歲到二十五歲之前的乳房具有彈性，只要不生產應該不會下垂。但是不管有無生產，都會從某個時候開始急速下垂。

利用帶有鋼絲的胸罩加以撐住，藉此掩飾的人很多。但是這樣會損傷皮膚，阻礙表皮內的血液循環，同時傷害皮下的彈性纖維。一旦彈性纖維受傷就無法痊癒。

像這種勉強的補正，肥胖的人更明顯。因此，反而更容易損傷皮膚，形成老化加上受傷的乳房。

乳房是在胸大肌上，而胸大肌與乳腺之間有脂肪層與纖維。

下垂是纖維鬆弛、脂肪層消失所造成的。因此不加以遏止的話，必須要好好的攝取飲食以及運動。此外，穿著能夠稍微抑制的胸罩也很重要。

在到達一定年齡時，除了下垂之外，還會出現乳頭或乳暈的肥大、變色等症狀。肉裂也是老化現象之一。

因為懷孕而乳腺急速發達、膨脹，會使真皮斷裂，在孕婦腹部形成妊娠紋和肉裂現象。當皮下脂肪萎縮時，就會明顯地出現肉裂現象。殘留肉裂的部分，以乳房上方較多。

肉裂的原因不光是懷孕，反覆過食或拒食的人也會出現肉裂的現象。

腹部凸出（腹肌的衰弱）

過量的內臟脂肪會成為動脈硬化、心肌梗塞等成人病的元兇

腹部凸出時，要注意腸系膜的脂肪。

腸系膜是指掛著大腸與小腸的膜。在這裡遍佈血管與神經，並有脂肪加以保護。但是，超過必要的脂肪沉著，非皮下脂肪而是成為內臟脂肪時，就會造成腹部凸出。

內臟周圍過量的脂肪沉著，會成為動脈硬化、狹心症、心肌梗塞等成人病的元兇。

當內臟周圍有脂肪附著時，腹肌和腹腔的內側朝外側擠壓，使得腹肌原有的機能降低。因為沒有使用的肌肉本身就很衰弱，加上皮下脂肪的壓迫，就會使得腹肌越來越薄。

年輕人在動盲腸手術時，就會發現腹肌非常的厚而壯碩。但是，到一定年齡時就會變得很薄，這是因為被腸系膜和皮下脂肪夾住的緣故。

腹肌對於呼吸運動而言非常重要。進行深呼吸時，不要採用擴胸，而要採用將橫膈膜下降，往下擴張的方式效率更好。腹肌力減退時，呼吸的力量就會減弱，容易養成胸式呼吸的習慣。像今天空氣非常污濁，肺的換氣非常重要。一旦腹肌衰弱時，吸入的空氣就無法充分發揮作用。

腹肌是在站立或是坐下時支撐身體的基本肌肉。腹肌衰弱時，就必須要用背骨支撐身體才行。這樣會對椎間盤造成負擔，引起腰痛等症狀。即使打算進行腹肌運動鍛鍊腹肌，如果內臟中有脂肪附著，就會阻礙腹肌的收縮，無法好好的鍛鍊。

腹肌分為左右兩側，在身體的正中央沒有腹肌，只有筋膜。年輕時筋膜強韌有力，隨著年齡增長會變薄、變弱，這時就會形成疝氣。

疝氣的原因有兩種，一種是天生殘留很多臍帶的緣故，另一種就是腹筋及肌膜的弱體化造成的。因為腹肌和筋膜的強度弱，因此，原本在腹中的組織會凸出於外，形成了疝氣的現象。

如果發現肚臍越來越淺，就表示腹部的老化非常嚴重了。

頸部

容易殘留紫外線的損傷

頸部是最容易表現年齡的部位。

我們經常忘記護理頸部，因此紫外線等損傷會直接殘留下來。由於皮脂腺發達較弱，因此容易乾燥。原本就是皮下脂肪較少的部位，一旦乾燥時就會形成較深的皺紋。

耳垂

隨著年齡增長耳垂會變大

在孩提時代耳垂很大的人並不多。耳垂會隨著年齡的增長而逐漸變大，因此很多人被稱為福耳就很高興。

的確，像佛或是觀音擁有很大的耳垂，因此，我們認為這是上了年紀，具有德相的人擁有的特徵。

耳垂變大，表示臉部皮膚鬆弛，耳垂皮膚被拉扯而造成的。重力也會加速皮膚的老化。所以耳垂變大時，就要了解是自己的臉和皮膚已經開始老化了。

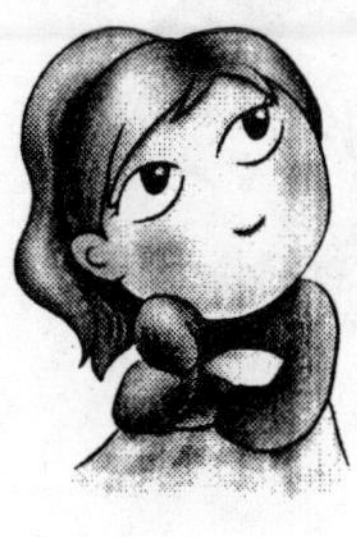

臀部

臀部的粉屑是新陳代謝減退造成的

現代臀部的老化訊號就是鬆弛與乾燥。

臀部的鬆弛是因為皮下脂肪以及肌肉的鬆弛造成的。尤其穿高跟鞋時，臀部的肌肉臀大肌會衰弱，使得臀部下垂。

臀部的乾燥是指臀部皮膚乾燥。當長期持續乾燥時，就好像撒粉般。

臀部與顏面相比，皮脂腺較少，是容易乾燥的部位。但是與臉相比，不容易產生乾燥感。有不少臉老化的人，臀部的皮膚卻非常美麗。因為臀部不容易暴露在紫外線中，而且皮下脂肪較多。

此外，臉部的表情肌容易受到精神等壓力的影響。而臀部沒有表情肌，不會因為精神疲勞而出現皺紋。

相反的，臀部與背部的皮膚乾燥，像粉屑一般，就表示皮脂腺本身比較衰

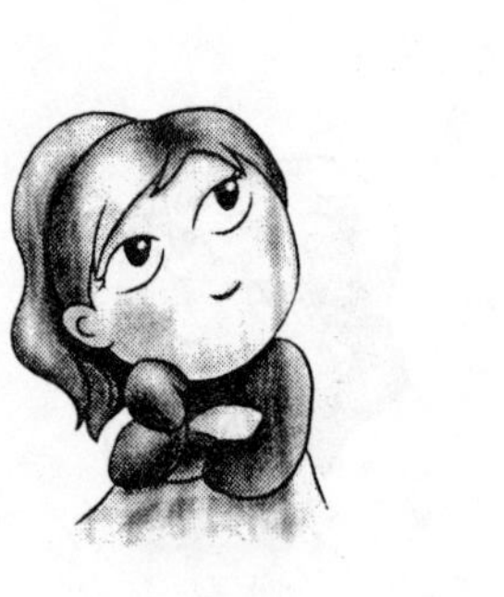

弱，表皮細胞的新陳代謝非常的差。

同樣的症狀，也會出現在下肢的股內側及膝內側等。

手

容易受到物理化學的刺激而破壞細胞和組織

手是最容易受到物理和化學刺激的部分。與腳相比，接觸外氣與洗劑、暴露在陽光中、皮脂腺較不發達。因此容易乾燥、出現斑疹或是過敏性的反應。反覆過敏性發炎時，防禦細菌或是病毒的防護網就會被破壞，除了過敏性皮膚炎外，又加上細菌性皮膚炎，使得細胞和組織完全遭到破壞。對皮膚而言，這是一大壓力，組織會萎縮，而且開始老化。

隨著年齡增長，手指關節變粗或變形，就是因為壓力的影響，造成軟骨失去柔軟度。年輕時具有反抗壓力的力量，一旦老化之後力量降低，恢復力減弱。

當力量減弱時，持續承受同樣的壓力，製造軟骨的物質就會沉著在年輕時沒看見的關節周圍，結果關節變粗。

這種情形現在國人非常普遍。關節變粗較為顯著是在七十～八十歲開始，但是事實上三十～四十歲時就開始變粗了。

要避免這種情形，應儘早減免壓力。

同時，上肢內側的鬆弛也是一種老化現象。反覆過食和拒食的人，皮膚失去彈性，因此會提早鬆弛。

此外，無法抵抗重力的老化現象不斷地進行。不光是美容上的問題，也要針對造成鬆弛的原因，飲食生活、精神方面加以改善才行。

足

靜脈瘤是老化的危險信號

年輕時絕對不會出現下肢股內側鬆弛的現象。腿的內側鬆弛，是因為皮膚失去彈性，無法抵抗重力，也就是老化造成的。同樣的症狀也會出現在膝的內側。

靜脈瘤，也是一種老化的危險信號。

很多從事站立工作的人會出現靜脈瘤，但是年輕時較少發生。出現靜脈瘤表示在下肢的靜脈瓣無法發揮作用，發現之後就要迅速處理。

腳拇趾趾甲變形、插入皮膚內的嵌甲，在十多歲時不會出現。穿了尖頭高跟鞋五～十年之後，由於體重加諸於腳，因此會出現這種現象。這是老化現象的開始，是不良生活習慣的結果。

長繭和雞眼也是生活習慣造成的。長繭是皮膚變厚，而雞眼則是中間有個心，都是兒童不會出現的症狀。

穿著緊高跟鞋走在硬地面的人，就會有長繭和雞眼等煩惱。穿著太緊的高跟鞋，腳脖子以下的肌肉無法活動，關節不均衡，體重加諸在腳非常有限的範圍內，導致無法負荷體重加諸的部分，出現長繭和雞眼的症狀。

就此而言，外翻拇趾和扁平足原因也是相同的。如果赤腳走路，腳底心的拱形部分能夠發揮緩衝墊的作用，能將體重均勻的分散在整個腳底。但是為了使腳看起來比較小，穿著比較緊的鞋子，拱形無法充分發揮機能，使得承受整個體重的腳，置身於無法發揮原本機能的環境中，當然會出現症狀。

皺紋

小細紋也不能忽略

皺紋是如何形成的？

醫學上認為臉部的表情肌，是來自於其他的表情肌或骨骼，附著在表皮下方，真皮較淺的上部。人製造出哭泣、笑的表情時，表情肌收縮，形成皺紋，等到表情結束時就會恢復原狀。但是成人後，老化現象進行到某種程度時，皮膚失去彈性，即使停止做表情，也無法恢復到原先具有張力的狀態。皮膚表面出現小細紋和溝，中、小型的鬆弛。皮膚所形成的溝稱為皺紋，具有以下四種，在此說明其特徵及注意點。

①好像用刷子刷出淺而細的小細紋，典型的就是上眼瞼、眉毛附近到雙眼皮線周邊。此外，也會出現在唇的周邊。是因為皮膚的乾燥和老化所造成的，

皺紋的構造

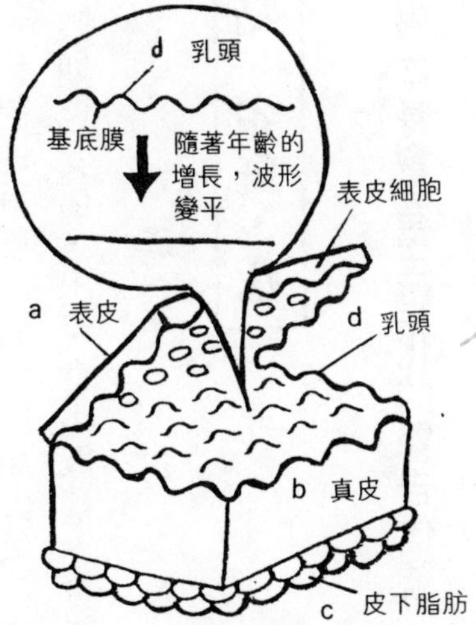

皺紋是女性最在乎的老化現象之一。造成皺紋的原因包括下面七點：

①表皮、真皮、皮下脂肪及全體組織萎縮、變薄。（圖a、b、c）
②乳頭生成變平，彈性降低（d）。
③真皮組織的彈性降低。
④從乳頭下層到乳頭層的毛細血管機能降低或萎縮。
⑤角質層及皮下組織的保濕力降低。
⑥表情肌萎縮、硬化、失去彈性而下垂。
⑦在表情肌的表裡具有油脂作用的特殊脂肪減少。

①～③是造成大鬆弛到小鬆弛、大皺紋或中皺紋的原因。④是造成皮膚乾燥、小皺紋及細紋的原因。⑤～⑦是造成大皺紋及大、中、小鬆弛的原因。

所以要經常保濕。

②小皺紋的例子主要出現在上眼瞼、下眼瞼、眉尖、鼻子根部的橫紋。

③中皺紋的例子，就是所謂的魚尾紋，或是臉頰、下巴出現的深紋。

④大皺紋的例子就是在頸部的橫紋，以及深的鼻溝唇紋。

像這些小皺紋、中皺紋、大皺紋是因為表情肌的張力和彈力衰退，和其表裡脂肪的萎縮造成的。可以說是比小細紋更為老化的狀態。一般是中高年齡層較多，不過最近因為忙碌的都市生活造成壓力及失眠、錯誤的減肥、紫外線和大氣污染等的要因，青年層的表情肌和皮膚在較早的時期會受傷，出現青年皺紋、青年鬆弛等傾向，所以要充分攝取營養與睡眠。

斑點、雀斑、痣

皮膚本身會產生變化的警告信號

沒有人天生雀斑就很嚴重，但是雀斑是先天的，因為沒有顏色所以並不明顯。

當身體成人化之後就會產生顏色，這是因為抵抗紫外線的抵抗力衰退造成的。因此色素沉著，斑點亦然。此外，當荷爾蒙平衡失調時，顏色也會變深。

因此，當斑點、雀斑明顯時，就表示身體開始老化了。

斑點、雀斑是色素沉著的現象，而痣則是良性腫瘤。

年輕時，痣不會增大。痣變大的要因有四種，就是紫外線、加齡、免疫力的降低以及惡性化的前兆。隨著年齡的增長，痣的確會增大。

年輕人的痣不會增大，是因為身體會抑制痣的成長。痣會增加或變大，就表示身體已經無法抑制良性腫瘤，免疫力減退所造成的。免疫力繼續減退時，一部份的痣就會變成惡性黑瘤，因為紫外線很可能變成皮膚癌。

根據美國國立癌研究所的瑪格麗特・塔卡博士等人，在一九九七年五月於美國醫學會雜誌發表的報告顯示，變形痣較多時，癌的發生率較高。形狀改變的痣越多時，則得皮膚癌之一的惡性黑色瘤的危險率也會提高。

所以，痣突然變大，直徑將近六毫米，或是在腳上形成的痣，為了預防惡化一定要切除。

斑點、雀斑也是癌的危險因子。斑點、雀斑較多或突然增加的人，與較少的人相比，得皮膚癌或惡性黑瘤的可能性提高八倍。

斑點、雀斑或是痣，很多人認為只是美容上的問題，但，這只是表面的看法。斑點、雀斑、痣的形成，表示皮膚本身已經到達容易產生變化的階段。換言之，黃色信號已經開始亮燈了。因此，要儘可能轉換為提高免疫力的生活習慣，而且要注意防止紫外線。

多汗、狐臭

狐臭是因為頂泌腺會因興奮或壓力而分泌旺盛

多汗和狐臭與打鼾同樣的，本身會成為一大壓力的要因。身上並不是真的有口臭或狐臭，但是自己卻說：「我很臭」有這種自我暗示傾向，自己在那兒煩惱的女性並不少。

這是稱為「自己臭症」的一種神經症，尤其青春期到成年期的女性較多見。這些女性必須儘早接受精神科或心療內科的醫師諮商。

汗腺不斷分泌汗，分為外分泌腺和頂泌腺二種。外分泌腺分泌的汗基本上無色無臭，但是吃了大蒜等食物時，汗就會有氣味。

人類體臭主要的原因是頂泌腺所分泌的汗。頂泌腺別名大汗腺，與外分泌腺（小汗腺）最大的不同，就是它會分布在附屬體毛的部分。腺本身較粗，汗腺孔一定會在毛囊開口處。

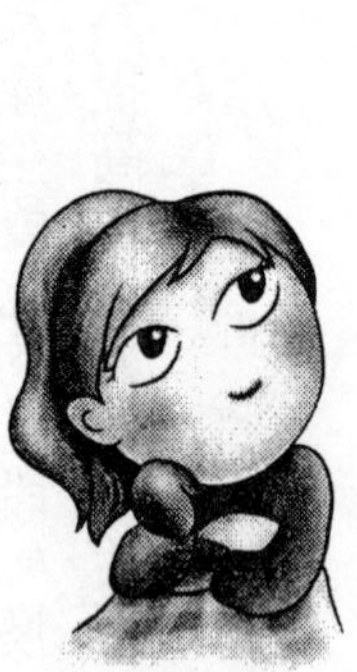

因此頂泌腺會出現在人體特殊的部位，例如，腋下、外陰部、乳暈等。女性比男性，黑人比白人更多，據說國人比白人的頂泌腺較少，因此不容易體臭。狐臭就是腋下的頂泌腺形成黏液性的分泌物，經由微生物分解形成特有的體臭所引起的症狀。

在腋下進行這種分解作用的微生物，大致分為三種。

第一種是表在性的黃色葡萄球菌，會製造出異戊酸，是形成強烈酸臭、汗臭與腳臭的原因。

第二種就是最喜歡脂肪成分的類白喉桿菌群，除了酸臭之外，也會成為汗臭的原因。

第三種就是典型的狐臭，是成為動物性酸臭原因的類棒狀桿菌。一般所謂的狐臭，就是由這種類棒狀桿菌製造出來的物質所產生的。

但是，頂泌腺在興奮或是承受壓力時，會出現最大的分泌狀態。很多女性訴說在進行性行為時會有狐臭，理由就在於此。

現代美容醫學會將皮膚小幅度的切開，將有汗腺的皮下組織仔細的去除（削除）二分之一到三分之二左右。或是採用吸引抑制狐臭氣味的方法，因此對於狐臭的處理大幅度改善，有了長足的進步。所以，有狐臭嚴重的煩惱時，一定要去看專門醫師。

此外，在自宅進行狐臭的處理與多汗相同，泡澡時使用黃色肥皂（含有硫磺、面皰用的肥皂）以及白色肥皂（嬰兒肥皂）各使用十秒在腋下清洗二次。

有的診所針對難治性的狐臭開發了家庭護理用特殊化妝水。

油腳、港腳、臭腳

儘可能不要使腳悶熱

腳會發臭的原因就是悶熱。不論在辦公室或是家庭中儘可能穿涼鞋，只要赤腳保持通氣，就可以去除腳的臭味。此外，最好選擇抗菌性較高，通氣性較佳的襪子。

鞋子骯髒時，雜菌容易繁殖，因此，要去除鞋內的污垢，噴灑消臭劑等，擺在通風良好處乾燥。襪子和鞋子一定要定期曬太陽殺菌。

腳的臭味中，大家最記得的就是香港腳。香港腳最大的原因就是悶熱。香港腳包括患部比較乾性狀態以及比較潮濕狀態二種。不管是哪一種，都要儘可能去除悶熱，經常保持乾燥。

香港腳的細菌，最喜歡不清潔、潮濕的地方，所以要保持清潔，一天要多洗幾次腳。尤其趾縫間一定要仔細清洗，洗完要用毛巾好好拭去水分，避免水氣殘留，然後再塗抹藥物。

如果是潮濕型的人，可以撒一些爽身粉。

在乾燥的冬天，香港腳菌的活動遲鈍，看似已經痊癒了，但是，一旦氣候溫暖時會再度活動，至少要持續塗抹藥物三～六個月。使用外行療法很難根治，所以一定要接受專門醫師的診治。

在辦公室或是外出前，即使覺得麻煩，也要在化妝室脫掉鞋襪，用濕毛巾擦乾腳，養成經常讓腳暴露在外氣的習慣。

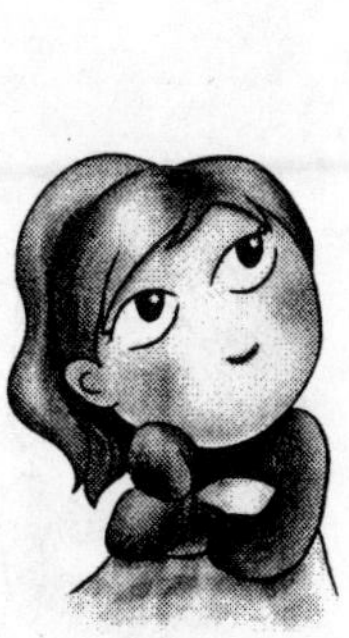

雞眼、長繭

在持續承受某種壓迫或刺激時會發生

雞眼是表皮部分異常增厚，形成楔狀進入皮膚內側的症狀。雞眼會疼痛是因為陷凹的角質前端，壓迫乳頭層的神經造成的。

長繭則是角質廣泛增厚，與雞眼不同的就是，除了腳以外，經常受到壓迫或刺激的部位也容易發生。尤其在腳部的繭大都與雞眼同時存在。

出現在腳部雞眼、長繭，原因大都是來自日常生活中。

像扁平足等拱形或是腳底部等的變形，姿勢或步行等習慣，職業所造成的，穿著不合腳的鞋子等等，先天與後天的要素複雜的糾纏在一起。

穿靴子歷史悠久的歐美諸國，很多人有雞眼和長繭的煩惱，必須由專門技術者來加以去除，所以對於鞋子等要特別注意。

鞋跟太高、鞋尖太細，會壓迫腳背，與腳底的弧度不合……。不要穿這種與腳不合的鞋子，才能夠預防雞眼和長繭。

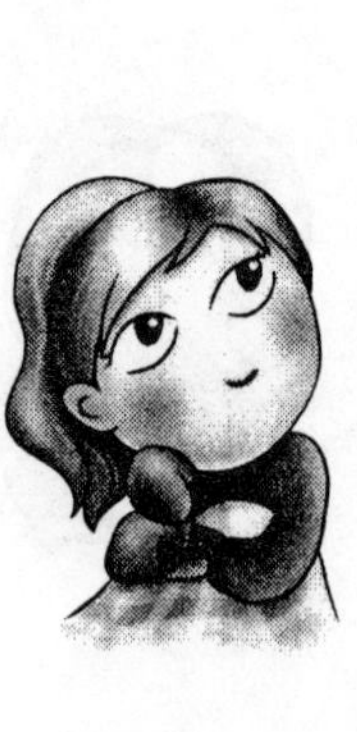

體毛

濃毛、多毛必須要改善生活習慣

體毛變濃、變硬是老化現象。白人的體毛與國人相比較濃，這是因為皮膚白，厚度較薄，必須藉著毛的覆蓋免於身體受到紫外線的傷害。而國人的體毛原本就不濃，但還是很多人希望脫毛，相信大家都知道這一點。

我想其中之一就是年輕時不太明顯的體毛開始變濃、變粗，因為討厭這種現象的心理作祟吧。另一點就是體毛真的變濃了。

這是因為與以往相比，暴露手腳的機會增多，或是增加的曝曬陽光的機會，身體為了保護自身免於紫外線傷害產生的反應吧。

像臉部皮脂腺較多，能夠防護紫外線。但是腳比臉的皮脂腺更少，所以為了防止紫外線而體毛變濃。除草劑、界面活性劑、產物廢棄物中的荷爾蒙擾亂物質，會引起我們發育及生殖機能異常，造成女性乳癌增加，男性生殖機能衰退。我想濃毛、多毛的增加，原因之一也在於此。

忽略了老化信號

預防、改善

營養均衡化
適度的運動療法
服用維他命C、維他命E等抗氧化作用的維他命

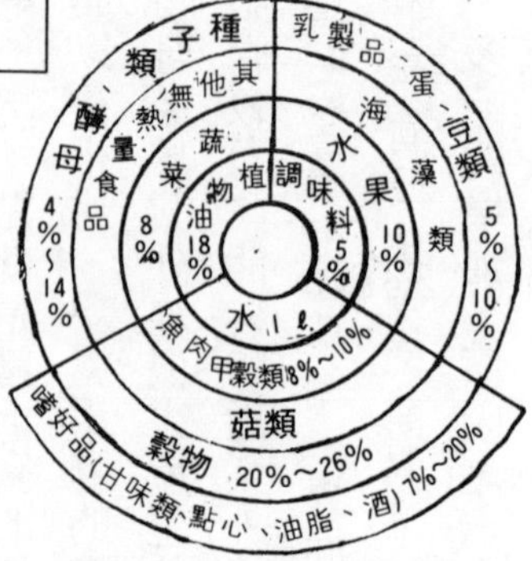

種子類、
酵母
乳製品、蛋、豆類
5%~10%
其他無熱量食品
8%
蔬菜
植物油
18%
調味料
5%
水果
10%
海藻類
4%~14%
水 1ℓ
魚肉甲殼類 8%~10%
菇類
穀物 20%~26%
嗜好品(甘味類、點心、油脂、酒) 7%~20%

1天3餐中
要攝取均衡的營養

包括飲食生活在內，必須要改善整個生活型態。但是不要把它想得太困難，要擁有一些心靈的餘地。

營養均衡也是同樣的道理，要好好攝取1天3餐。3餐中有1餐可以吃自己愛吃的東西，即使有一點偏食也沒問題。但是，原則上1天3餐都要好好的攝取。最理想的方法是早餐4、午餐4、晚餐2，肉以魚肉爲主，控制牛、豬等獸肉的攝取量。魚肉不夠的話，其他營養成分可以藉著蔬菜、海藻、菇類、豆類、種子、果實等來彌補。關於蔬菜方面，當然不光是葉菜(黃綠色蔬菜)，植物組織豐富的根菜類、牛蒡、白蘿蔔、蕪菁、芋類、胡蘿蔔等都要攝取。水分1天1.5ℓ~2ℓ，盡可能避免攝取碳酸飲料、果汁類。

（註）

1. 圖的百分比是指1天的食物攝取量在1800~2000卡時的比率。
2. 海藻類、菇類及其他無熱量，含有減肥纖維的食物，每天一定要多攝取。
3. 要攝取低脂肪的乳製品
4. 穀類要攝取白米、糙米、蕎麥、麥、稗子、小米、稷、粟子等

肥胖基因

現代人的飲食 I

●基因異常發現率
亞洲人 36%，
歐美人 10%

脂肪組織包括積存脂肪的白色細胞，以及燃燒脂肪，將其轉換爲熱量的褐色細胞。這 2 種細胞，是由降腎上腺素荷爾蒙產生作用。白色細胞分解脂肪，釋放到血液中，而褐色細胞接受之後進行燃燒。但是，製造荷爾蒙的承接盤的基因異常時，這 2 種細胞無法順暢的發揮作用來處理脂肪，就會導致肥胖，這是根據最近研究得知的事實。

亞洲人這種基因異常的機率爲 36%，這些人的基礎代謝率與一般人相比，爲較低的 200 大卡，因此容易肥胖。但是像美國人或是法國人，基因異常率爲 10%，因此形成肥胖和得糖尿病的頻度爲亞洲人的 2 倍。因此除了基因異常，重新評估歐美食用高熱量的食物是目前的重要課題。

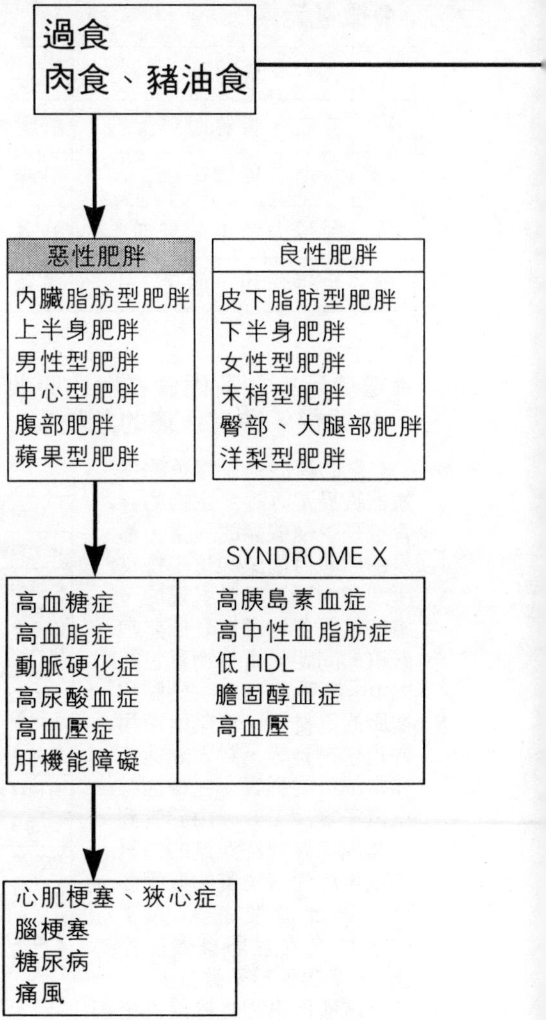

●微量元素

	缺乏時	含量較多的食品
銅	貧血、骨質疏鬆症	肝臟、蠶豆、大豆、秋刀魚
鐵	貧血、胃腸疾病	肝臟、羊栖菜、四季豆
鋅	免疫力減退、貧血	肝臟、鱈魚子、干貝、沙丁魚
硒	致癌作用、脱毛	鰈魚、鱈魚、沙丁魚、鯡魚

●環境污染、荷爾蒙樣體內吸收化學物質後，會有致癌的危險

鳥的畸形或是鱷魚的生殖器官異常等等，生物的發育或是生殖機能的異常，都是由類似荷爾蒙的化學物質所造成的環境污染引起的，這在世界各地已經是個非常嚴重的問題。這些物質包括PCB、農藥的DDT、塑膠和樹脂的原材料、洗劑所使用的化學物質等，對人類造成非常嚴重的影響。在韓國某家電子零件工廠，由於受到了當成半導體洗淨劑的二氯二氟甲烷代替物質的氣體污染，因此從業員33人當中，17名女性卵巢機能停止，6名男性精子數減少。

這種化學物質據說也是乳癌和卵巢癌的要因。

可疑的主要荷爾蒙樣化學物質	
化學物質名	利用範圍
阿特拉津 阿米酚 DDT★ 硫丹 六氯苯★	除草劑、殺蟲劑
去甲酚	界面活性劑
雙酚 A	環氧樹脂的原料
有機煤★	船底的塗料成分
PCB★	電器絕緣物的成分
戴奧辛	廢棄物處理過程中發生的物質
2- 溴丙烷	二氯二氟甲烷氣體的代替物質

★是國內禁止使用、受到限制的化合物

現代人的飲食Ⅱ

〈最近的話題〉

●主要脂肪酸

亞油酸	穀類、紅花油或大豆油等植物油、乳瑪琳、美乃滋、調味醬
α亞麻酸	紫蘇油、蘇子油
二十碳五烯酸（EPA）	魚貝類、海藻
二十碳六烯酸（DHA）	魚貝類、藻類

亞油酸攝取過多也需要注意

據說對健康也很好的植物油亞油酸，長期攝取過多反而會得心臟病等疾病，這是根據最近研究得知的事實。亞油酸具有降低血液中膽固醇值的效果，有助於預防成人病。不過亞油酸降低膽固醇的作用，能在極短的時間內進行，長期攝取過多的話，會導致大量製造前列腺素等荷爾蒙物質，可能引起致癌或是過敏等，一定要停止長期大量攝取亞油酸。同樣是油脂，可以攝取紫蘇籽中所含的α亞麻酸，或魚貝類和海藻類中較多的20碳5烯酸與22碳6烯酸等。

●維他命E

具有預防成人病的作用

維他命E具有抗氧化劑的作用，防止生態不飽和脂肪酸和維他命A的氧化，而且與黃體荷爾蒙、男性荷爾蒙和類固醇荷爾蒙的生成與分泌有密切的關係。能夠從體內發揮作用，改善面皰或是燒燙傷的疤痕。此外，能夠幫助葉酸或是B_{12}等作用，提升造血功能，保持紅血球健康。同時也和微小血管製造分流管的機能有關，提高氧的利用效率，防止血栓，預防血壓、血管系統的成人病。

含維他命E較多的食物如下表所示。像杏仁等樹木的種子、小麥胚芽中的含量非常的高，一定要納入飲食生活當中。

小麥胚芽	29.3	向日葵種子	22.0
米糠油	26.1	榛子	22.6
紅花油	27.4	松子	12.9
大豆油	14.9	花生	12.2
玉米油	20.7	老頭魚肝臟	13.8
菜籽油	16.9	鹹鮭魚子	10.6
葵花油	39.0	鱈魚子	10.4
綿籽油	29.8	抹茶	28.2
杏仁	31.1	煎茶·茶葉	65.4

（根據科學技術廳資源調查會編：日本食品脂溶性成分表）

◆維他命B效力是測定α、β、γ、δ生育酚量（mg），然後再乘上生物活性值的數值合計而成。

●遺傳原因發症的年輕化、延遲化

- 高血壓症
- 消化性潰瘍
- 甲狀腺機能障礙
- 慢性關節風濕
- 潰瘍性大腸炎
- 神經性皮膚炎
- 支氣管氣喘
- 異位性皮膚炎

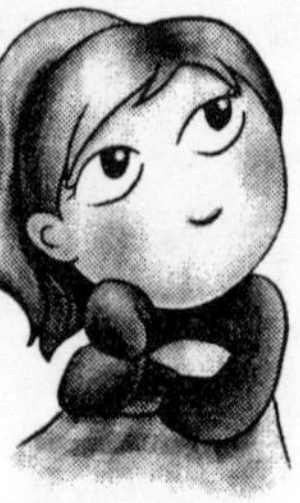

腦內荷爾蒙
神經傳達物質

乙醯膽鹼、降腎上腺素、多巴胺(內啡肽、血清素、褪黑激素及其他)、兒茶酚胺

生理作用

造血機能
(骨髓幹細胞)

對細胞及組織發揮作用

免疫機能 — 亢進 / 低下

生理活性物質的生成
突變促進物質
突變抑制物質
白血球、淋巴球
NK 細胞
干擾素
發揮作用時是亢進
沒有作用時是抑制

現代人的壓力

來自環境的壓力（前線的停滯或是氣壓等的條件）

過度的運動（肉體的）

精神壓力

工作方面的壓力（加班等）

↓

會造成降低維他命 C、E，或是血清中鋅的過氧化脂質增加。

大腦皮質
- 積極的心情
  (轉換心情等)
- 消極的心情

腦幹、丘腦下部
自律神經系統

內分泌系統　降腎上腺素(副腎)、副腎皮質荷爾蒙、紅細胞生成素(腎)

・肉、豬油為主的過食、睡眠不足、吸煙、過量飲酒、運動過度、其他

↓ 過度疲勞與壓力

基因異常、肥胖、糖尿病、高血壓、動脈硬化症及其他。成人病、癌症等惡性腫瘤。

・分子生物學方面（過氧化脂質、活性氧及其他自由基的生成）

↓

・細胞方面（基因或細胞膜的損傷、變性）

↓

細胞的癌化、細胞的老化、血管的血栓化 →
- 動脈硬化
- 高血壓
- 狹心症
- 心肌、腦梗塞
- 成人病化

●食物的搭配

（例）鐵質(Fe)的攝取（菠菜等)，必須在攝取前後1小時不能喝茶或咖啡，否則會阻礙鐵質的吸收。

小油菜和菠菜(草酸)不要一起吃，這樣會阻礙小油菜的鈣和磷攝取到骨骼中。在攝取鐵質(Fe)時，最好一併攝取維他命C，能夠幫助鐵質的吸收。

◆營養失調

貧血…缺鐵性貧血

Fe(例)肝臟

蛤仔

沙丁魚

…鐵＋鋅缺乏性

Zn(例)葉酸、菠菜

骨質疏鬆症

Ca與P的吸收平衡

(例)小油菜、蛤仔、泥鰍

●調理的工夫

（煮—100度
炸—170度
烤—300度）

(+)	↔	(−)
・提高營養素的吸收(例)脂溶性維他命 ・有害物質的分解、解毒 ・生理活性物質的生成 （例)抑制褐色色素、蛋白黑素的致癌	(+)↔(−)	・生成致癌物質(烤焦的物質、過氧化脂質或是活性氧) ・營養素的破壞(水溶性維他命)

不健康的生活型態

●抑制作用

不能光依賴食品

綠茶能夠防癌、香蕉中含有抑制癌的成分……關於這些能制癌食品的話題到處充斥。現在國人每4人中，就有1個因癌症死亡。所以包括飲食在內，在日常生活方面也要擁有防癌的意識。但是任何事情，如果過度深信反而危險。

某種食物是否具有制癌的效果，必須經由疫學或動物實驗來調查。疫學調查是調查特定食品的攝取率，與癌症發病率的關係。經由統計學，算出食品的抑制效果。動物實驗則是將食品中抽出的成分給動物食用，觀察治癌抑制效果。必須要經由這兩種調查與實驗，仔細的檢討才能確定是否有制癌效果，各位不能忘記這一點。

- **黃綠色蔬菜** 天然類胡蘿蔔素
  - α胡蘿蔔素、β胡蘿蔔素
  - 岩藻黃素
  - 多酚
  - 類黃酮

  (例) 紫蘇、菠菜、褶葉蒿苣、白蘿蔔葉、胡蘿蔔
- **茶**

  (例)綠茶、烤茶
- **海藻類**

  (例)昆布→岩藻多糖(多糖類)
- **菇類**

  (例)香菇→香菇糖(多糖類)
- **豆類**

  (例)豌豆、青豆、大豆食品
- **維他命 B_{12}**

  (例)菠菜(葉酸)、大蒜
- **EPA**(二十碳五烯酸)、**DHA**(二十二碳六烯酸) } 不飽和脂肪酸

  (例)秋刀魚、干貝、飛魚、鯧魚、沙丁魚、鯖魚

除了重新評估飲食生活之外，也要重新評估生活型態。必須注意要擁有心靈的餘地，在個人生活當中不要一味求快。

RICH	＋	RELY	＋	REST
豐富的心靈		相信自己		不要焦躁

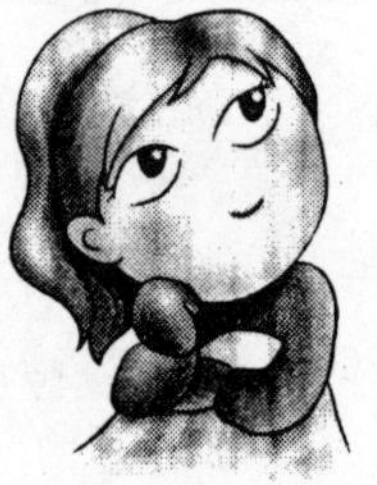

第2章

更年輕、美麗

納入生活習慣中的家庭護理

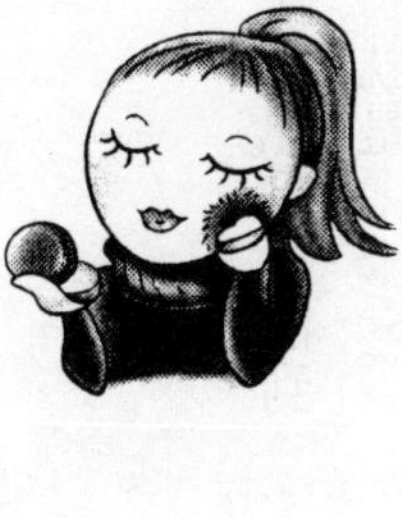

「美麗」要進化

先成立一個假設。

「反覆利用後天得到的習慣與訊息，持續一定時間後，這個後天訊息就能到達基因中，成為新的先天因子，對於子孫造成影響。」簡單而言，就是——「個人的變化（後天的因子）經過幾代之後，就會形成個體的進化（先天的因子）。」

還是很難懂嗎？那麼簡單具體的舉例吧。

例如，有一個人是單眼皮，這個人希望變成雙眼皮。為了達成願望，這個人使用食物療法、護膚以及形成雙下巴的肌肉運動。經過一段努力之後，眼睛逐漸變成了容易形成雙眼皮的生理構造。而這個人的「容易形成雙眼皮的生理構造」，並不是先天的，而是靠著自己努力，後天培養而成的。

這個生理構造，能不能夠進入基因中，由子孫承襲呢？這個人的孩子，當然比這個人有更強烈的、容易形成雙眼皮的先天因子。而這個孩子持續努力製造雙眼皮，子孫應該會有更強烈的雙眼皮先天因子。經過幾代努力之後，最後就會生下雙眼皮的孩子，我想這個可能性應該很強吧。

為了讓大家明白，所以舉雙眼皮的例子說明。換言之，就是如果幾代持續「使身心都變得更美麗」的努力，相信未來的子孫們變得有更強大「身心皆美的要素」。

這就是「美的進化」。

絕對不是輕易地對各位說：「只要接受隆鼻手術，原本鼻子較塌的父母就會生下高鼻子的孩子。」

換言之，想要形成更好的狀態，更好的人，必須要在日常生活中養成習慣，反覆進行，努力塑造更好的自己，這樣才是留給子孫好的禮物。

想要變得更美而不斷努力維持美麗，這些努力，都可能變成一種「美的進化」。

使人美麗的方法，除了需要人的向上心，還需要持續的創意、工夫與努力。

最近不少人會依賴美容手術，但重要的是持續使自己美麗的努力。如果是真的無法靠自己的力量改善的部位，才可以動美容外科手術，這一點大家不能忘記。

減肥護理

如果不是真正的健康就無法保持美麗

要使美進化，使子孫擁有美，首先要做什麼呢？

在此，提議要改善日常的生活習慣，要充分勞動、吃得營養、睡得安眠，儘可能不要使自已暴露在壓力中，並且努力維持健康。

以往所提出的護膚、護身的根本理念，就是藉著自體本身的新陳代謝旺盛，使得細胞活性化。所謂新陳代謝就是老舊細胞的交替。健康肌膚、自然肌膚之美，就是藉著每天旺盛的新陳代謝維持的。相反的，身體本身不健康，不論如何用化妝遮掩，也無法擁有「美麗肌膚」。肝臟不好，肌膚暗沈，容易形成斑點。胃腸不好，容易有腫疱和肌膚乾燥的問題。

如果不是真正的健康，無法保持人體的美麗。

「從身體的根本開始美麗」

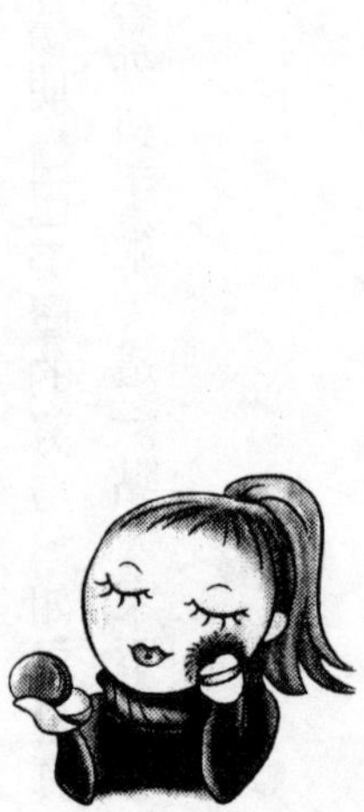

這就是本章的主張和提案。

※　※　※

健康的基本在於食，但是現在世間充斥著苗條信仰，大家認為所謂的美就是消瘦，因此胡亂減肥的女性並不少。

例如，想瘦而每天極端的減少食物量，聽說油會發胖而完全不攝取油，聽說鳳梨和蘋果減肥法很好，所以完全不吃其他的食物。如果持續這樣的生活，當然會瘦下來。

但是，皮膚和頭髮會失去光澤，變得乾燥，小皺紋和鬆弛非常明顯，臉上長腫疱。這不是健康苗條，而是一種營養失調狀態的「消瘦」，所以肌膚和體型都無法變得美麗。

真正美麗的女性，是非常懂得吃。食是人類生存的最基本的條件，如果放棄了食，就無法得到「美麗」。

那麼到底什麼是真正的減肥呢？首先要說的就是，大家太在意體重了。過度在意體重的增減，極端的減肥，把食物限制在只能勉強裹腹的範圍，會使得肉體和精神都失調。陷入過食症或是拒食症的例子，不光是一部份的演藝人員，連一般女性也不少。

應該以對於增減二～三公斤毫不在乎的心情來減肥。

最新標準體重的計算方法是Body Mass Index（BMI），就是體重(kg)÷（身高(m)的二次方）來計算。

BMI＝低值…………可能會出現貧血、呼吸或消化系統的疾病

＝一九·八以上～未滿二四·八………正常體重

＝二四·八以上～未滿二六·四………過體重

＝二六·四以上…………肥胖（可能會出現高血脂症、高尿酸血症、糖尿病、高血壓等問題）

稍微捏一下雙臂根部下側的皮膚，如果可以捏到皮下脂肪的話，就可以開始輕微的減肥了。減肥時必須覺得「有點胖」，以想要開始「恢復正常體重」的方式來減肥。但是，稍微減輕體重時就要停止，如果極端消瘦，失去太多皮下脂肪，就會使得造成女性柔美曲線的女性荷爾蒙機能減退，肌膚變得乾燥，皺紋增加，同時會增加手腳冰冷症和生理不順等情況，一定要注意這一點。

※　※　※

健康減肥的基本就是正確的吃。優先攝取鈣質、鐵質較多的食品，並且均衡的攝取維他命。一餐的食物要多種而少量，口味吃淡一些，控制調味料也是秘訣。

除了一般的原則外，為各位簡單介紹一下各種食品的需要量。

水——每天最好攝取二公升

人體每天約有二～二．五公升的水分，成為尿或汗排出體外。攝取的水分中，食物中的水分約○．八公升，體內化學合成的水分（代謝水）○．三公升，合計只有一．一公升。

因此要使進出的水分平衡，一天至少攝取一．五公升的水。

否則身體會出現慢性缺水現象，長時間就會阻礙新陳代謝，對腎臟及身體的微血管造成負擔，損害健康。

尤其為了減肥而抑制食量的人，一定要多攝取水分，一天攝取二公升。

但不是拚命喝水即可，水的喝法有一定的原則。

首先就是水要在活動中、早起後到睡前二小時飲用。如果不遵守原則，在睡前大量喝水，會使水積存在體內無法代謝，隔天早上整個臉和身體都會浮腫。相反的，早起時先喝一杯溫開水或是牛乳，就可以使身體做好活動的準備，全身的細胞會甦醒而開始活動。

第二點，就是要儘可能攝取接近體溫的溫度，以及對身體溫和的飲料，不可以對胃腸造成太大的刺激。攝取比體溫低的水後，胃腸會突然收縮，造成胃腸功能多餘的負擔。

要消除便秘，不要吃早餐，喝杯牛乳較好。依照這個原理，不要增加胃腸負擔，使身體溫暖，要儘可能避免吃冰冷的飲料。

尤其可樂或是碳酸飲料等，糖分較多，對胃黏膜刺激較強。如果拚命攝取這些冰涼的飲料，對於美容和健康都不好。此外，咖啡、紅茶或高級綠茶等，含有很多咖啡因，這類飲料也不可以過度攝取。建議各位最好喝煮滾的溫開水、枸杞茶、決明子茶、蕺草茶、薏仁茶、艾草茶、杜仲茶等健康茶類。

當然，可能最初會對這些天然成分的茶的味道有種抵抗感，但是對健康很好，不含砂糖、人工著色料、甘味料和防腐劑等，對胃腸不會造成負擔，能促進排便。而且對於中樞神經不會造成太大的刺激，是平時最適合飲用的飲料。

香氣較高的花草茶，具有鎮定神經的作用。綠茶具有制菌作用，吃生魚片等生食可以一起服用。烏龍茶能夠沖洗掉油膩，吃中華料理等油膩的料理後可以喝烏龍茶。

植物油——注意不攝取過多亞油酸

只想到「油是減肥的大敵」，而完全不吃食用油的食物，會缺少人體不可或缺的不飽和脂肪酸。一旦缺乏的話，身體會停止生長，出現皮膚障礙等不良的影響。所以要和維他命一樣，從每天的食物中攝取，是非常重要的營養素。良質不飽和脂肪酸亞油酸，在紅花油、葵花油和玉米油中含量較多，可以少量攝取這些植物油。

如果長期攝取過多時，容易出現蓄積等副作用而導致心臟病。

根據動物實驗發現，食用過多的亞油酸，會在體內製造大量的前列腺素等荷爾蒙樣物質，促進癌症或過敏等。亞油酸能夠降低膽固醇值、預防成人病，因此受人歡迎。最近報告顯示，應該要積極的攝取α亞油酸、二十碳五烯酸（ＥＰＡ）、二十二碳六烯酸（ＤＨＡ）等。

此外，亞麻油中含較多的亞麻酸，據說過剩攝取並無妨。一定要將這些最新的資訊，巧妙地納入生活中。

蔬菜（葉菜、根菜）——提高免疫力效果

蔬菜不僅含有豐富的維他命、礦物質，也能修復身體受損的細胞，能夠提高免疫力、遮斷細菌。

菠菜、胡蘿蔔等黃綠色蔬菜中，含有較多的維他命A。萵苣等淡黃色蔬菜中，含有較多的維他命C。牛蒡、菇類、豆等，還有根菜及豆類中含有食物纖維等，各種蔬菜中所含的營養素各有不同，因此應該要攝取多種的蔬菜。

此外，調理蔬菜時，儘可能不要破壞營養素，不要過度剁碎或是煮得太久。而且儘可能選擇在自然環境中成長的蔬菜。

菇類、海藻、種子、無熱量食品——食物纖維能使致癌物質排出體外嗎？

菇類含有豐富的維他命B_1、B_2以及食物纖維，一定要和蔬菜一起食用。菇類中最有效攝取B_1的就是乾香菇、玉蕈和金菇。

海苔和海帶芽等海藻類含有豐富的鐵質、鈣質等礦物質。烤海苔、鹽海苔和乾海帶芽的磷含量都不錯。鈣質方面，羊栖菜和昆布等居於上位，所以各種海藻都要吃。海藻的鹽含量非常的多，所以，食用前一定要充分浸泡還原，用水沖洗後再食用。當成味噌高湯所使用的昆布或是羊栖菜，也可以食用到很多營養素。

便秘的人，最好一天攝取一百～二百公克的菇類、海藻類。除了菇類、海藻類以外的無熱量食品就是蒟蒻、蒟蒻粉絲、洋菜等。蒟蒻是減肥食品，含有豐富的鉀、鐵、鈣與食物纖維，在減肥、便秘或是日常生活中也應該經常食用。可以在減肥飢餓時食用，是非常方便的食品。這些食品中含有大量的食物纖維，能夠幫助排出體內的老廢物，使肌膚從內側開始美麗。同時能夠吸收致癌物質，將其包住排出體外。

水果——燃燒脂肪需要醣類

水果中含有很多的醣類，因此據說對減肥不好。不過要燃燒積存在體內的脂肪，一天至少要一百公克的醣類。

與飯類、麵包、穀類相比，吃水果能夠有效攝取到醣類。尤其減肥中的人，攝取水果比穀類好。

水果中含有豐富的維他命C，尤其要多吃幾乎一年四季都可以買到的蘋果、鳳梨、葡萄柚、橘子等。

穀類——要吃糙米或胚芽米，小麥要使用全粒粉

穀類不光是醣類，也含有維他命和礦物質。遺憾的是，在製造白米和麵粉時，重要的營養素常被捨棄，因此，吃米時最好選擇糙米或胚芽米，小麥最好選擇全粒粉等精製度較少的穀類。

蛋白質——身體不可或缺的物質

蛋白質對人類而言是不可或缺的物質，可以製造細胞和肌肉，必須要每天補給。絕食減肥等勉強減肥會破壞身體，最大的原因就是無法攝取需要的蛋白質。

蛋白質有二十多種氨基酸，其中有八種是人體無法製造，必須由體外攝取

的，稱為必須氨基酸。

因此，要均衡的攝取這些必須氨基酸，避免攝取造成動脈硬化、癌症原因的膽固醇值較高的動物性脂肪。

具體而言，動物性方面像小牛肉、瘦肉、雞胸肉、蛋、白肉魚和蝦、花枝、貝類等都不錯，但是，最好以魚肉為動物性蛋白質源的中心。

植物性則包括良質豆腐等大豆加工品在內。

此外，紅肉鮪魚或是鯖魚等，含有很多的維他命E，牛乳中含有鈣質。如果吃動物的肝臟，可以攝取到比黃綠色蔬菜更多倍的維他命A。不要只注意熱量問題，應該吃各種的食物。

健康減肥就是攝取均衡的營養。有時攝取一些甜食或是酒也無妨，輕鬆而快樂的減肥對身體而言是最好的。

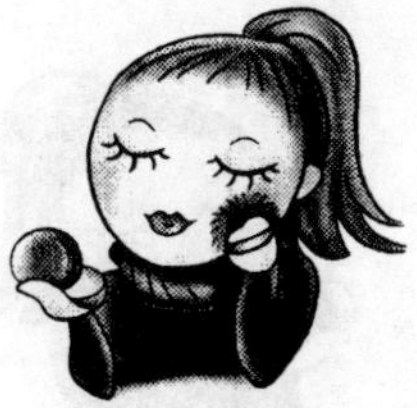

洗髮（頭皮護理）

頭髮的護理從頭皮開始

頭髮大約十萬根，反覆成長、退休、休止、脫毛的週期保護頭皮。一天大約會掉五十～一百根的頭髮，但也會長出同樣的根數，所以看不出明顯的變化。

健康的頭髮閃耀光輝、具有彈性，適中的粗細，是自然的黑色。沒有分岔、斷裂的煩惱，非常柔潤，含量豐富。

要保持健康的頭髮，平時的護理很重要，但是有不少人持續錯誤的護理法。

要維持健康的頭髮，需要健康的頭皮。頭髮會美麗，就是因為從頭皮得到營養。頭皮所分泌的天然油脂（皮脂），能夠滋潤整個頭髮，因此，頭皮一定要保持年輕的狀態才行。一定要記住「頭髮的護理從頭皮開始」。

為各位說明正確的洗髮方法。

在每天泡澡時進行洗髮。每天洗髮能夠保持頭髮、頭皮的清潔，同時防止發

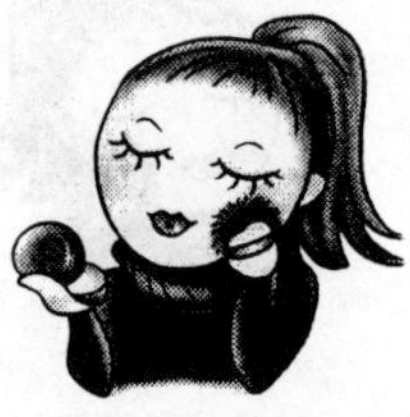

黏及毛囊炎，具有按摩效果。在泡澡時，利用蒸氣使毛細孔張開，容易去除污垢。

①用溫水將頭髮打濕之後。

②用熱毛巾覆蓋頭髮，泡在浴缸中三～五分鐘，蒸一下頭髮，這樣就能使頭髮和頭皮的污垢浮到表面。

③接著塗抹洗髮精，用指腹仔細按摩頭皮，大約洗三十秒。

④洗頭髮時，要將頭髮分為少量，用手撈起，像用泡沫包住似的，不要摩擦頭髮或用手揉搓頭髮。

⑤用四十度水沖洗，長髮三十秒，短髮二十秒。一邊輕拍頭皮一邊沖洗，洗髮精的泡沫能夠到達頭髮表面去除污垢。

⑥用二十度的水以同樣的方式沖洗，絕對不要揉搓頭髮，也不要將指甲豎立起來抓頭皮。利用溫冷水沖洗三次，總計短髮進行二分鐘，長髮進行三分鐘。

不光是沖洗頭髮，也要避免洗髮精殘留在頭皮上，所以，要多花點時間來進行。

正確的洗頭方法

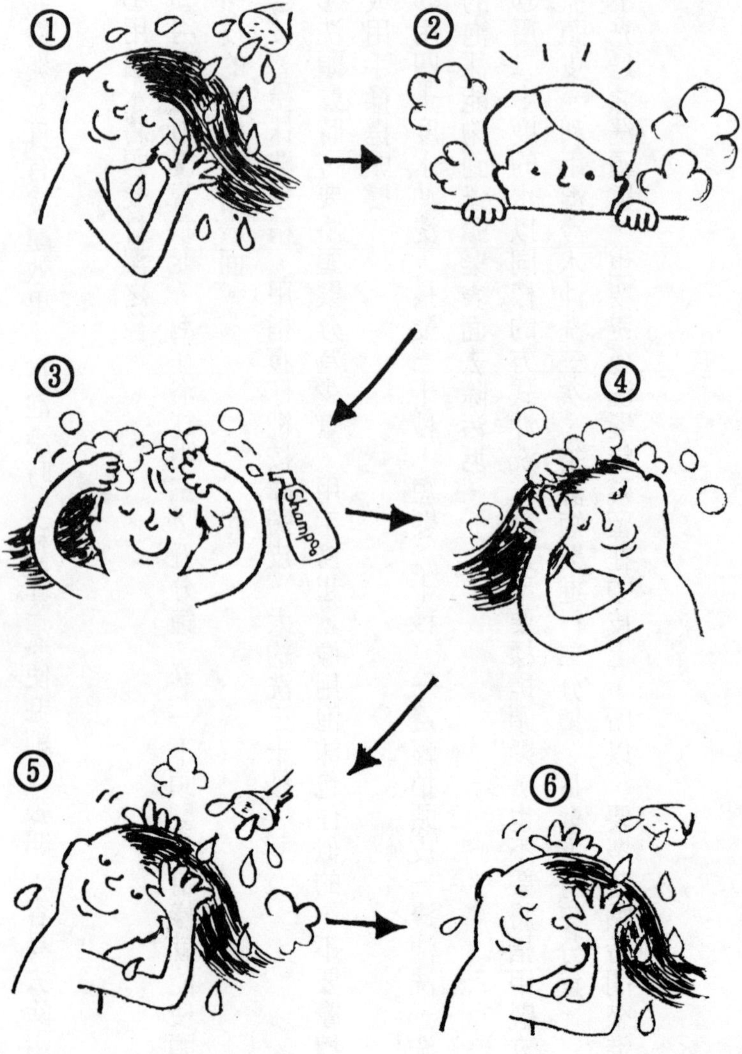

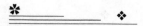

選擇洗髮精

能夠去除頭髮和頭皮的污垢，保持清潔健康狀態的洗髮精

首先必須了解，洗髮精不光是去除頭髮的污垢，也要能夠去除頭皮的污垢，保持清潔健康的狀態才行。

尤其在使用泡沫細緻的市售洗髮精時，將手指豎立起來抓頭髮或頭皮的洗髮方式是不對的。稀釋泡沫的洗髮精和洗衣精的成分，都含有很多的界面活性劑或起泡助劑。因此在去除污垢的同時，也會強力清洗掉頭皮分泌的自然皮脂，使得頭髮及頭皮乾燥。

雖然市面上有很多的洗髮精，但是，要選擇效果和良質肥皂接近的洗髮精。肥皂泡沫太大不適合洗髮，要選擇主要成分為椰子油等植物性油脂為原料的良質肥皂。最好是加上氨基酸或是維他命等，能夠補強保濕力、泡沫細緻的洗髮精較好。

含有大量保濕劑的話，健康的頭髮就不需要潤絲。可以看包裝上所寫的成分表，作為判斷的標準。

雖然不像使用強力洗淨劑的洗髮精一樣，頭髮會有清爽的感覺，但是，這樣對頭髮和頭皮比較好。

頭皮有問題時

洗髮的方法依頭皮的狀態而改變是一般的常識。如果頭皮出現斑疹或是腫疱（毛囊炎），或是有皮屑症的人，就要配合症狀來進行頭髮的護理。

有斑疹的頭皮

頭皮出現斑疹，要在塗抹洗髮精後輕輕的清洗二十秒，用三十度的溫水充分清洗（四十秒左右）。這時要輕輕仔細的沖洗，絕對不能按摩或是用力摩擦。蓮蓬頭具有按摩效果，所以最好不要使用。

用毛巾擦乾後，要在斑疹嚴重的部分塗抹抗斑疹軟膏。如果依然無法痊癒時，就要接受醫師的診斷，檢討內服藥的使用等。

長腫疱的頭皮

頭皮的毛細孔化膿，出現似面皰般的腫疱，這就是毛囊炎。

首先塗抹洗髮精輕輕洗淨二十秒，用溫水沖洗四十秒。如果是輕微的毛囊炎時，使用蓮蓬頭也無妨。但是如果症狀嚴重時，絕對不能使用蓮蓬頭。

其次就是可以在產生毛囊炎的頭皮部分，塗抹面皰用肥皂的泡沫，乾燥十秒鐘，然後用溫水沖洗二十秒左右。這時不要使用蓮蓬頭。

如果症狀很嚴重時，一定要接受專門醫師的檢查。

皮屑症

皮屑，包括頭皮產生的乾性皮屑或是濕性皮屑。

乾性皮屑症在平時洗髮後，用白色肥皂洗頭皮二十秒，然後再用三十度的溫水，以蓮蓬頭的方式沖洗四十秒。

濕性皮屑要使用洗淨力稍強的洗髮精洗髮，然後再用黃色肥皂洗頭皮二十秒，以三十度的溫水用蓮蓬頭方式沖洗四十秒。

潤絲

潤絲的主要目的有三種

第一，就是中和附著於頭髮上洗髮精的鹼性成分。利用良質植物性油脂製造的洗髮精，大都是弱鹼性，所以要用酸性潤絲加以中和。

第二，就是預防過度的脫脂。在洗髮時，會過度去除頭髮表面的皮脂，可以利用潤絲精暫時彌補。

第三，就是防止梳髮時產生帶電現象。頭髮一旦產生靜電時，會不容易梳理，容易附著灰塵，損傷頭髮。

因此，如果是使用鹼性中和成分，或是具有保濕效果的洗髮精時，就不需要潤絲精了。此外，擁有健康頭皮、平時進行正確洗髮或護髮，或是頭髮的皮脂分泌較多，油性髮質的人就不需要潤絲。

需要潤絲的是指使用脫脂力較強的洗髮精的情況。這時要使用含有油、氨基酸，具有保濕、防止靜電效果的潤絲精。

在洗臉盆中放少量熱水，滴入五～十滴的潤絲精或是診所用的H3化妝水，用手撈在頭髮上，然後再用三十度的溫水輕輕沖洗掉。

燙髮、經常梳理、整燙頭髮，因為受到紫外線和海水的影響、損傷頭髮表面時，或是暴露在強烈的熱風或寒風後乾燥的毛髮需要護髮。這是為了覆蓋洗髮後毛髮表面的傷害，使頭髮形成保護膜進行的處置。

將護髮劑或診所用的P化妝水薄薄的塗在手上，薄薄的抹在頭髮上，用梳子輕輕的梳理，然後用毛巾將頭髮包起來悶十分鐘左右。

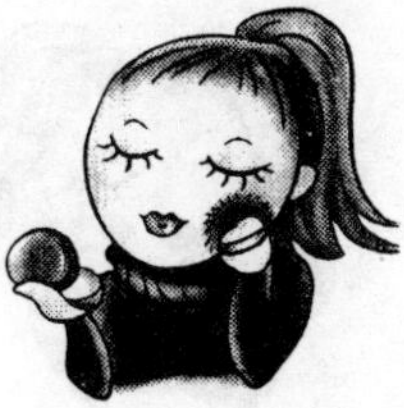

乾燥

自然乾燥是最好的

洗髮後，用毛巾擦乾水分。要選擇吸水性較佳、長毛的毛巾。

將頭髮分出少量用毛巾夾住，以輕拍的方式由髮尾到髮根去除水氣。使用毛巾擦乾時，絕對不要摩擦頭髮。

用毛巾擦乾後，自然乾燥是最好的。因為吹風機的熱風會損傷頭髮，奪走光澤。如果一定要用吹風機時，使用冷風慢慢乾燥較好。一定要使用熱風時，頭髮和吹風機要保持一定的距離吹乾。

不論洗髮或是吹乾頭髮，正確進行的話會花很多的工夫和時間。在忙碌的早晨進行洗髮，不論是按摩、沖洗或是自然乾燥，都可能會馬虎了事。所以，最好在就寢前，多花點時間讓頭髮自然乾燥，以放鬆的心情來進行，才是理想的洗髮。

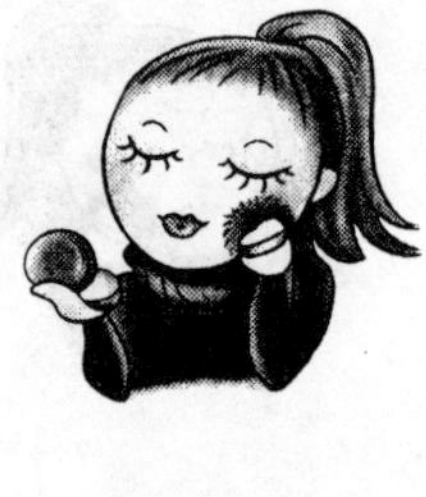

梳髮

在頭髮乾燥時梳髮最簡單

梳髮是非常有效的護髮方法。每天仔細的梳髮，對於創造美麗的頭髮是不可或缺的。

梳髮時，能夠撥散頭髮的打結處，不容易形成分岔或斷裂。此外，由頭皮分泌的皮脂能夠到達髮梢，頭髮能產生自然美麗的光澤，梳子對頭皮的刺激也能產生按摩效果。

梳髮時要使用豬毛等柔軟的毛，而且毛不太密集的梳子。太硬或前端尖銳的梳子會損傷頭皮，毛太密集的梳子，會對打結的部分造成負擔，引起分岔、斷裂或是脫毛。

尼龍製的梳子，要選擇防止靜電加工的梳子。

梳理頭髮一定要在打濕後才進行。乾的頭髮在梳理時會產生靜電，吸引周圍的污垢。在洗髮後半乾情況下來進行梳髮就很簡單。此外，在頭髮乾時，要在噴霧器中放點溫水，噴灑整個頭髮後再梳理。

頭髮非常乾燥時，在噴霧器中滴入五～十滴的乳液較好。

不要勉強梳理頭髮打結處，要用鋒利的剪刀剪掉。如果用梳子勉強將其分開的話，可能會引起分岔或斷裂。

自己整理頭髮時，最好準備縫隙較大的梳子，以及最後修飾頭髮時使用的縫隙較小的梳子。

拍打

使心情放鬆，能促進血液循環

建議擔心頭髮稀疏或是掉髮的人，使用刺激頭皮的拍打法，是在自宅可以簡單進行的育毛療法之一。

拍打，就是使用除了拇指外四根手指的指腹，輕輕的敲打。在泡澡後進行更有效。
首先利用毛巾等將頭綁緊，這樣能緩和頂部和額部的緊張。然後用手指的指腹輕輕敲打頭皮，習慣之後可以使用縫隙較細的豬毛梳。
注意不可過度用力拍打，或是用指甲或梳子的尖端損傷頭皮。
在拍打時可以聽喜歡的音樂，或是灑一些芳香精油或香水等自己喜歡的香氣，讓它瀰漫在房間中。併用音樂療法和芳香療法，能使心情放鬆，促進血液循環，更容易提升效果。

受損髮的護理

一定要每天進行

頭髮受損時必須要配合其症狀進行護理。為各位介紹各種症狀的解決法。

油性頭髮

頭髮黏黏的，容易附著污垢，看似不清潔的就是油性頭髮。原因就是頭皮分泌的皮脂太多，要加以改善，必須先使頭皮恢復正常才行，因此每天一定要按照基本的洗髮方式（參考八十頁），正確的洗髮。用指腹稍微用力的按摩頭皮，同時洗淨二、三分鐘，而且不需要潤絲。

皮屑

皮屑是頭皮的角片、皮脂、細菌的屍體和灰塵的集合體，每個人都有。如果頭皮是乾性的，皮屑會掉落。如果頭皮是黏性的，皮屑會黏在頭皮上。同一個人，可能在秋冬時會出現乾性皮屑，在夏季或梅雨季濕氣較多時，會出現油性的皮屑。

不論是何種，剛洗過頭髮還會掉皮屑的人，則可能洗髮或沖洗的方法有問題，所以要藉著每天正確的洗髮及梳理來預防。

出現油性皮屑的人，可以參照油性頭髮的方式來進行護理。如果是出現大量乾性皮屑的人，要選擇刺激力較小、洗淨力較弱、強化保濕作用的良質洗髮精，按照八十三頁的方法充分洗淨頭皮。

在洗髮後，可以輕輕塗抹減少酒精成分的整髮劑，或是鹼性乾性肌用的化妝水等。

油性的皮屑如果出現非常黏或是發癢的情形、頭皮發紅時，可能是脂漏性濕疹。這是一種皮膚炎，因為頭皮對於自己的皮屑出現發炎症狀，症狀會繼續惡化。治療方面，要塗抹含有水揚酸和間苯二酚酒精性較強的化妝水，或是維他命B_2、B_6等藥劑、抑制過敏藥物等。總之不要以外行人的知識加以判斷，一定要看專科醫師。

乾燥髮、分岔、斷裂

分岔放任不管的話會不斷地進行，一旦形成後就無法改善，因此，要用鋒利的剪刀剪掉。

此外，洗髮要使用良質的洗髮精，仔細的進行基本洗髮，如果出現分岔時要進行護髮。

乾燥很嚴重時，可以直接將護髮劑塗抹在頭髮上，用熱毛巾包住頭髮悶三～五分鐘，然後沖洗乾淨。

使用吹風機時，最好使用冷風。

梳理頭髮時，先在噴霧器水中滴幾滴乳液，噴灑在頭髮後再使用豬毛梳梳理頭髮。

神經性脫毛症的護理

重新評估生活習慣

頭髮，尤其頂部的毛，會受到壓力及生活習慣的影響。要治療神經性脫毛症，一定要先評估生活習慣。

食物

對頭髮好的營養素就是碘、鋅、硒。這些都在海藻類及魚貝類中含量豐富，但不是只攝取這些食物就夠了。育毛的基本就是要促進細胞分裂，所以，要儘可能從多種的食品當中，均衡的攝取營養。附加價值方面，可以攝取以下的食品。

含有碘較多的昆布、海帶芽、羊栖菜等的海藻類與貝類。

含有硫黃較多的肉類、蛋、牛乳、動物性蛋白質。

維他命A含量較多的是黃綠色蔬菜、肝臟，B群較多的是芝麻、乾香菇及乳酪，C含量較多的是菇類、油膩的魚（肝臟），E含量豐富的是胚芽米、肝臟、牛乳，硒含量豐富的沙丁魚、鱈魚、鯡魚。此外，要避免喝冰水，要喝溫開水。

泡澡

基本上要長時間泡溫水澡。心臟以下的部位，進入浴缸中的「腰浴」也有效。此外，頭皮和肩口也要進行四十度與二十度的淋浴交替三次，而且要每天洗髮。

睡眠

睡前聽一些喜歡的音樂，使心情放鬆。要留意睡衣和寢具，同時要注意保持頭寒足熱。利用自我催眠法改善四肢及腰的血液循環也有效。

運動

將重點置於頸、肩，進行全身的伸展運動。

手在後面交疊往上抬，活動肩胛骨。用雙手按住顳部，頭朝前和側面拉，活動頸部。將肩膀朝前後繞。

利用戶外運動、森林浴或美容沙龍使自己放鬆很重要。此外，有氧運動或是爵士舞、散步等都不錯。

為各位介紹在家庭中進行的運動。

讓額部的皮膚和骨頭一起朝上方移動，顳部的皮膚和骨頭朝上方移動，枕部的皮膚和骨頭朝上方移動，從後脖頸到枕部用手揉捏，進行旋轉頸部的伸展運動（前屈、側屈、迴旋）。

肌膚的性質

肌膚的部分依季節的變化而不同

在此問各位一個問題，妳了解自己肌膚的性質嗎？相信大部分的讀者都會回答「當然囉」。

但是是何種型態呢？大家大概會回答是油性肌、乾性肌或是普通肌吧。這種回答當然是正確的，但是，這些型態並不完全吻合自己的肌膚。

例如，同一個人，依臉部的部分不同，肌膚的狀態也不同。像鼻翼周圍和額頭、下巴，所謂的T字部位皮脂腺較多，皮膚是油膩的。相反的，眼睛周圍皮脂腺較少，所以皮膚較乾燥。同一個人，臉各部分肌膚的型態就不同了。

此外，因季節環境的不同，肌膚的狀態也不同。春、夏臉會發黏，但是秋、冬空氣乾燥的時期，肌膚和頭髮會乾燥，相信大家都有這樣的經驗吧。如果一整天待在冷氣很強的辦公室，相信很多人都會感覺肌膚很乾燥。

所以能夠正確掌握自己的臉和肌膚的哪個部分是何種狀態，配合這些狀態。例如依季節、天候等不同，來更換衣服般，護理的方式和化妝品也需要更換。大致的標準就是傾向乾性、油性肌時肌膚的特徵。

●乾性化的肌膚……皮膚表面乾燥，好像吹粉一樣會脫皮，沒有滋潤感。洗臉後二十分鐘依然無法去除臉部的緊繃感，不容易上妝。

●油性化的肌膚……紋理較粗大，毛細孔明顯，肌膚發黏。感覺好像泛油光似的，容易長面皰和脫妝。

結論就是不論哪一型，都必須要藉著護膚的方式，讓自己的肌膚更接近剛出生嬰兒一般柔潤、光滑、美麗的肌膚。

正確的洗臉法

目的是為了去除毛細孔的污垢，同時恢復肌膚的機能

要創造美肌，日常護理肌膚的基本要件就是要洗淨並去除污垢。

1分鐘簡易洗臉法

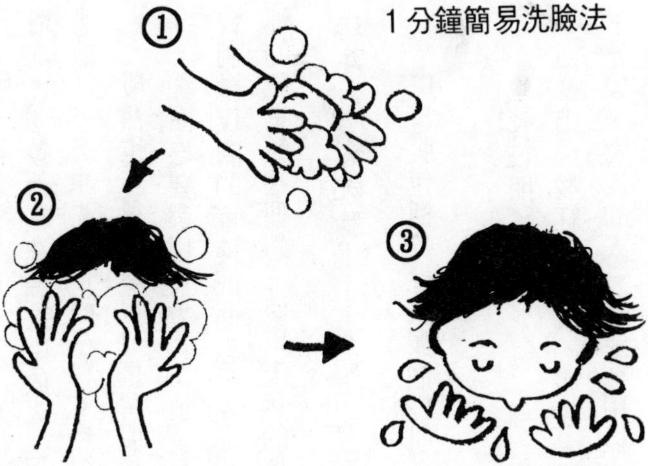

什麼是正確的洗臉法呢？美肌的第一條件就是健康與清潔。因此，洗臉的第一目的就是要去除毛細孔的污垢，恢復肌膚原有的機能。

一分鐘簡易洗臉法——使肌膚休息得到放鬆

健康肌膚的人，一分鐘簡易洗臉法如下。

一分鐘簡易洗臉法，最好早、中、晚一天進行三次。其目的是去除造成肌膚乾燥原因的化妝品，讓肌膚休息，重新更新。沒有化妝的人，洗臉後二小時皮膚表面也會有污垢積存，為了保持肌膚清潔，這個洗臉是不可或缺的（參考上圖）。

①首先將白色肥皂在手中充分揉搓起泡，②花三十秒的時間，用泡沫包住臉清洗，③接著在洗臉盆中放入三十度左右的溫水，用除了拇指外的四根手指，一邊拍打一邊沖洗十五秒左右。然後換水重複前面的方法的洗掉肥皂。

最初也許很麻煩，但是習慣後就不會覺得痛苦了。重點就是要仔細的進行。

洗面皂要選用無香料、無著色，不含殺菌劑，只有微量防腐劑。盡量使用不會刺激皮膚的單純洗面皂。泡沫非常豐富而且細緻，具有洗淨力、溶解力、穩定性的肥皂較為理想。使用天然的植物性油脂肥皂更好。

斑疹肌的洗臉——要極力避免造成肌膚的刺激

斑疹肌包括乾性肌與油性肌。總之，要採取與健康肌不同的洗臉法。

●乾性肌

會出現發紅、發癢、發燙、腫脹等現象。肌膚乾燥的人、經過日曬肌膚會異常乾燥、脫皮的人，需要採用極力避免對肌膚造成刺激的洗臉法。

首先在洗臉盆中放入溫水，將白色肥皂充分揉搓起泡後，將泡沫放入溫水中攪拌混合。當水停止流動時，靜靜地將臉泡在溫水中十秒鐘。這時不可以用手揉搓臉或是揉搓泡沫，靜靜的泡在裡面即可。

接著是沖洗。在洗臉盆中重新裝入溫水，然後把臉靜靜的泡十秒鐘後換水再泡十秒鐘。第三次則是在溫水中滴四～五滴的乳液再泡二十秒鐘。

早、中、晚、泡澡時總計四次，一定要好好的進行。

●油性肌

臉部出現斑疹症狀，發黏、看似油膩、毛細孔張開、肌膚紋理粗糙的人，要使用油性肌洗臉法來處理。

與乾性肌同樣的，將肥皂泡放入溫水中，攪拌混合等待水停止流動。停止後將臉泡入二十秒，禁止搓洗。

沖洗的方式則是一邊換溫水，同時將臉浸泡在水中三次各十秒鐘，最後沖洗時不需要滴入乳液。分早、中、晚、泡澡時進行，總計四次。

不論乾性肌或油性肌，洗臉時間為五十秒。出現症狀時，一定要嚴格使用這種洗臉法。斑疹症狀痊癒後，可以更換為健康肌用的洗臉法。但是，當症狀再度出現時，要回到斑疹肌用的洗臉法直到症狀改善。

九十秒蓮蓬頭洗臉法——去除皮脂線的污垢、調整肌膚的紋理

九十秒蓮蓬頭洗臉法，能夠在肌膚的內側，使得製造細胞的力量活性化，去除積存在皮脂腺中的污垢，調整肌膚的紋理。

這個洗臉法除了斑疹肌外，所有的人都可以進行。分為初級、中級、高級，按照階段循序漸進，就能達到鍛鍊皮膚的效果。

從初級開始花三個月來進行，如果肌膚無異常，再進行下一個步驟。如果出現斑疹等症狀時，要回到斑疹肌用的洗臉法。等到症狀好轉後，再回到初級進行三個月。

★初級（參考次頁圖）

①將白色肥皂用溫水充分揉搓起泡，撈起泡沫包住整個臉似的清洗。讓泡沫深入到臉的各個角落，輕柔的洗臉。絕對不要用手揉搓，要感覺像用泡沫撫摸臉似的持續三十秒。

初級蓮蓬頭洗臉法

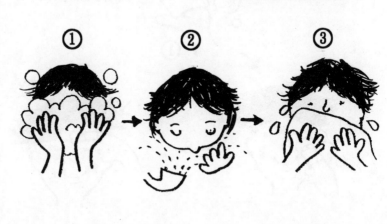

②將三十八度蓮蓬頭的溫水，沖在臉上持續十秒鐘，沖洗掉肥皂。蓮蓬頭和臉的距離，感覺有拍打的效果即可，大約是一個到一個半拳頭的位置。如果感覺疼痛時就要遠離一些，或減弱蓮蓬頭的水壓。

這時抵住蓮蓬頭，用拇指外的四根手指花十秒鐘輕拍臉部。

然後將水溫降低為二十五度，同樣一邊拍打臉一邊沖洗十秒鐘。

溫水和溫熱水交互進行，各進行三次，總計六十秒。利用拍打和溫度變化的刺激，能使肌膚活性化。如果臉出現紅色面皰或腫疱的現象時，要避免直接拍打此部分，進行稍後敘述的面皰肌用洗臉法（參考一一九頁）。③最後以毛巾按壓的

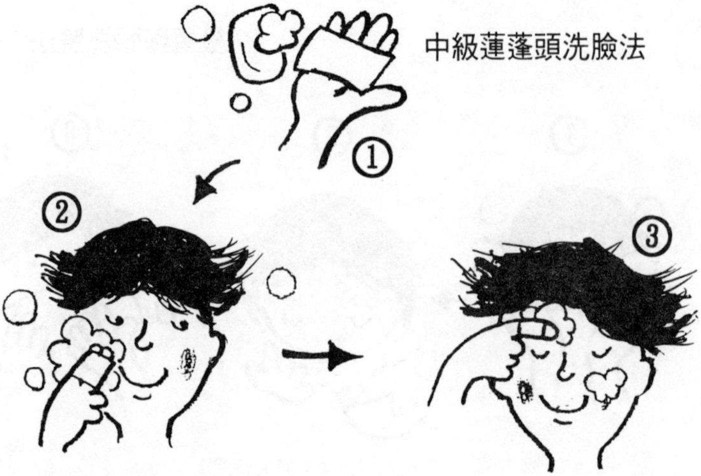

中級蓮蓬頭洗臉法

方式去除水分。

★中級(參考上圖)

要肌膚無任何異常，完全熟悉初級後才可以進入。

在中級最初要使用紗布抹肥皂。用除了拇指外的四根手指纏住紗布，先洗額頭到下巴的T字部位。接著用食指和中指纏住紗布，清洗臉頰。最後用食指纏住紗布，清洗眼睛周圍。

絕對不要用力摩擦，感覺好像將肥皂泡輕輕抹在臉上似的來進行。

沖洗時要將三十八度與二十五度的水交互進行十秒鐘，共進行三次，同時用手指拍打。

高級蓮蓬頭洗臉法

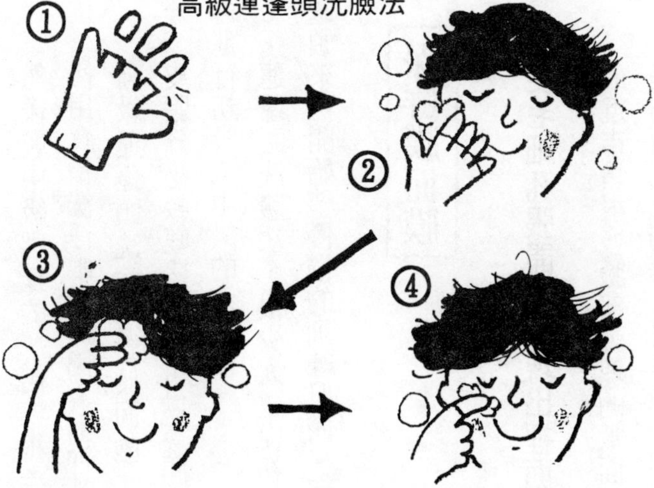

進入到中級後，不需要每天洗臉，最初每週一次。無異常時，一週可進行二～三次，慢慢習慣較好。因為肌膚具有個人差，需要確認狀況，不要勉強進行。

★高級（參考上圖）

進入高級的步驟時，表示肌膚狀態已經非常好了。

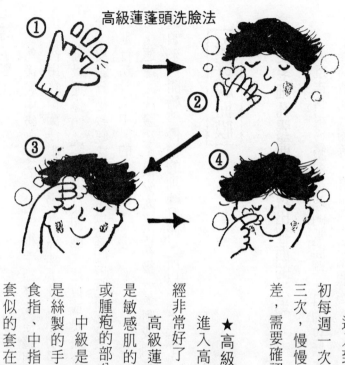

高級蓮蓬頭洗臉法，異常乾燥肌膚或是敏感肌的人最好不要進行。同時長面皰或腫疱的部分也要避免。

中級是使用紗布，高級則是使用棉或是絲製的手套。使用夏天用的薄手套，將食指、中指、無名指的部分剪掉，好像指套似的套在手指上，絕對不要使用合成纖維的手套。

然後與中級同樣的，用三根手指來洗淨整個臉，用食指、中指洗淨T字部位，使用食指洗淨眼睛周圍。而沖洗方式也和初級、中級一樣。

高級蓮蓬頭洗臉法對於面皰、疤痕或是斑疹有治療效果。額部和鼻子等部分，皮脂分泌較旺盛，也可以專門清洗這部分。次數原則上一週一～二次，然後再進行初級或中級的洗臉法。

蓮蓬頭洗臉法，很少人會從初級一氣呵成到高級。大多數的人，必須重新回過頭來再開始，慢慢的訓練肌膚。所以不要焦躁，要仔細的進行。

保鮮膜面膜

使毛細孔張開，浮現出裡面的污垢

最近市售很多臉部護理的敷面劑，目的包括去除毛細孔污垢，去除老舊的角質、提高新陳代謝等，真是令人目不暇給。

保鮮膜敷臉

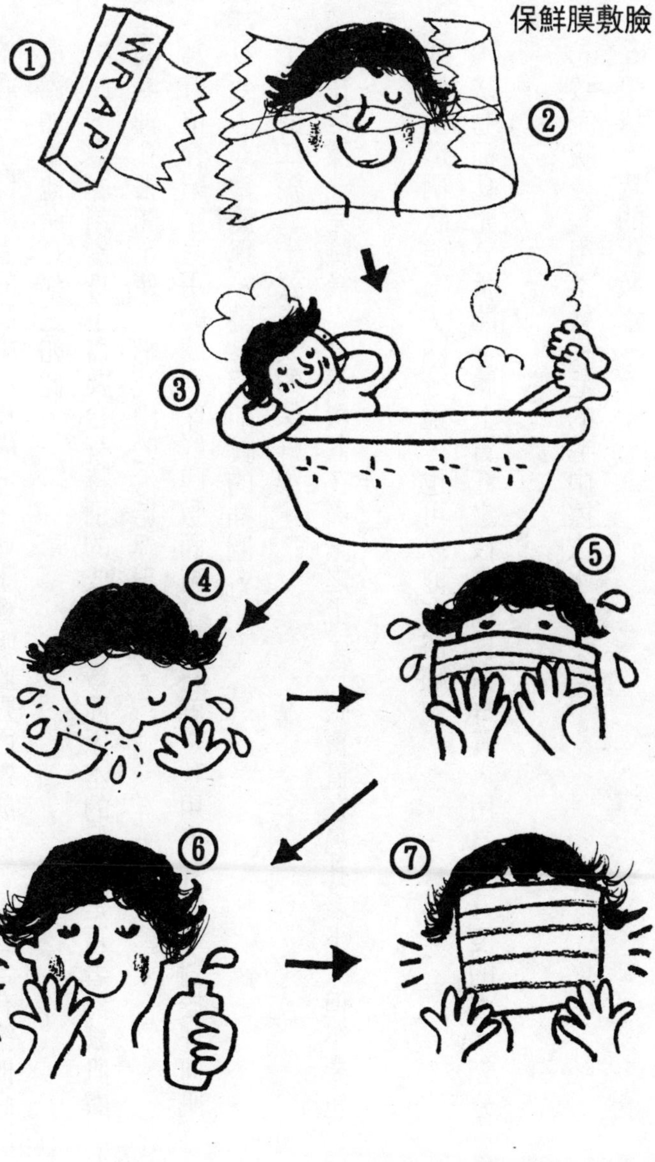

不過真正健康者的肌膚（皮膚），並不會吸收敷面劑成分，不管含有維他命E，或添加維他命C都是如此。

因此，敷面劑本身不需要含有特別的成分。敷面原本的目的是藉著熱讓肌膚表面的毛細孔張開，使毛細孔中的污垢浮現出來。

為各位介紹家庭用的簡單保鮮膜敷面術。材料就是利用保鮮膜，對於任何肌膚都有效，非常簡單。請參照前頁的插圖。

①準備二張二十公分大的保鮮膜。

②在泡澡洗完臉後，一張覆蓋在鼻子之上，一張覆蓋在鼻孔之下，但不要包住鼻孔。

③保持這個狀態三～四分鐘，也可以泡在浴缸中。

④當毛細孔充分張開，臉上冒汗之後，撕掉保鮮膜，用二十五度的溫水充分洗淨。

⑤敷完臉後，用柔軟長毛的毛巾擦去水分。

⑥塗抹大量的化妝水。

⑦用冷毛巾蓋在臉上，進行三分鐘的冷濕布護理。

藉此可以使張開的毛細孔完全收縮，形成紋理細緻的肌膚。夏天時，使用放在冰箱中擰乾的毛巾會感覺很舒服，提高收縮效果。

敷面膠加保鮮膜敷臉

對於斑疹肌、面皰肌以外的人有效

敷臉時期待按摩效果的人，使用敷面膠敷臉較好。這個敷面膠，對於除了斑疹肌、面皰發紅部分外，所有型肌膚的人都有效，可以產生光滑滋潤的肌膚。

方法很簡單，就是在泡澡用蓮蓬頭洗完臉後，將敷面膠薄薄的塗在想要按摩的部分，放在浴缸中用保鮮膜敷面。一分鐘後撕下保鮮膜，上限三分鐘進行按摩（按摩的方法參考一〇九頁）。結束後用三十度的溫水沖洗掉。

敷面膠和油等不同，不會發黏，而且能輕易用溫熱水沖洗掉，保管簡單，最適合用來當按摩劑。

但是，保鮮膜敷面與敷面膠按摩不可以每天進行，隔天進行，按摩時間最多三分鐘。

按摩的順序如一一〇頁圖所示，如果覺得按摩刺激太強的部分，可以使用拍打的方式。不過要避免按摩斑疹或是面皰的部位，這些部位只要進行輕輕的重點指壓（參考一一一頁）就會有效果。不論何種情況，都要以和按摩相同的順序來進行。

最後就是敘述保鮮膜敷臉與按摩的注意事項。

●保鮮膜敷臉的注意事項

①**一般肌**（除了斑疹肌、面皰肌之外）　在泡澡時為三～四分鐘，洗三溫暖時為一～二分鐘。

②**斑疹肌**　用斑疹肌洗臉法後，在洗澡中進行三十～六十秒鐘，但是不能產生疼痛、刺痛等刺激感。

③**面皰肌**　進行面皰肌用蓮蓬頭洗臉（參考一一九頁）後，泡澡後發紅症狀強烈的話為一～二分鐘，沒有的話可以進行三～四分鐘。

●按摩的注意事項

原則上在泡澡中，一邊塗抹敷面膠，一邊慢慢的按摩。敷面膠加上保鮮膜敷臉，進行一～五分鐘後撕掉保鮮膜，用蓮蓬頭三十度的溫水，沖洗掉殘留在肌膚上的敷面膠。按摩時間一次以三分鐘為上限，發紅、面皰或是強烈乾燥的部分、紅臉頰、斑疹部分不可以按摩，所以不需要使用敷面膠。

如一一一頁的圖所示，按摩有穴道通過的地方，具有消除肌膚疲勞的效果。要用手指按壓穴道，一邊吐氣，同時數一、二、三來進行。

放鬆按摩

提高表皮的新陳代謝

與敷臉一樣的肌膚護理法之一就是按摩。按摩能促進血液循環，提高表皮的新陳代謝，同時也具有給肌膚舒適刺激的放鬆效果。

但如果有斑疹肌、面皰肌、乾燥肌的人，經常進行按摩反而會使症狀惡化。按摩只適合健康肌或是輕微乾燥肌的人而已，最多一週三次，以三分鐘為限。

按摩的具體方法就是敷面膠加保鮮膜，敷面一分鐘之後，輕輕的撕下保鮮

按摩

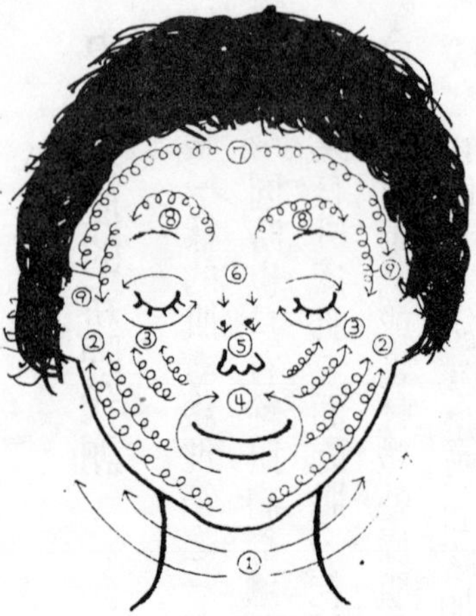

膜，利用指腹輕輕的按摩殘留在肌膚上的敷面膠。

絕對不要用力摩擦，使用指腹按照上圖的編號順序，好像跳華爾滋的舞步，畫螺旋似的用手指輕柔有節奏的移動。要避開面皰等疼痛、發癢的部分，以三分鐘為標準進行按摩。

按摩結束之後，用三十度的溫水沖洗掉殘留在肌膚上的敷面膠。

注意曬傷的部分絕對不要按摩。此外，生理期前一週，身體對於皮膚的刺激非常敏感，因此，要短時間結束（一分鐘左右），同時要減弱手指的力量。

如果在按摩時或結束後出現斑疹或刺痛感，要立刻停止。

按摩後要擦乾水氣，用在冰箱中冷藏的冰毛巾冷敷三分鐘。冷敷能輕柔的鎮靜按摩後發燙的肌膚，使毛細孔緊縮，最後使用大量的化妝水即可。

要提高按摩的放鬆效果，同時去除肌膚本身的疲勞，使肌膚乾淨的方法就是

穴道的指壓

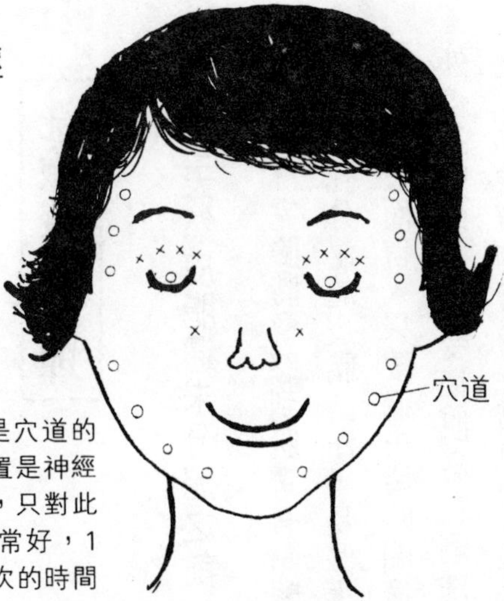

○記號和×記號是穴道的位置。穴道的位置是神經在骨頭外的部分，只對此處指壓，效果非常好，1個地方以呼氣3次的時間進行指壓。

穴道指壓。除按摩外，可以盡量利用臉部穴道的按摩指壓，能夠使疲勞的臉清爽，容易上妝。這個指壓法，對於異常乾燥肌或是因為面皰、斑疹等無法按摩或是拍打的人，也能夠有效消除肌膚的疲勞。

方法很簡單，就是一邊按摩，同時用指尖指壓穴道就可以了。重點在於沿著臉部的骨骼，依序按摩眼球上方及顳肌、下巴側面到臉頰的咬肌。上述部位為許多穴道的集中處，都是神經突出於骨骼外的地方，應該不難找到。對這些部位進行重點式的指壓（參照上圖），將手指成直角抵住穴道，呼吸三次，慢慢數一、二、三，然後放開。不只對肌膚有幫助，同時也能緩和身體的疲勞和酸痛。

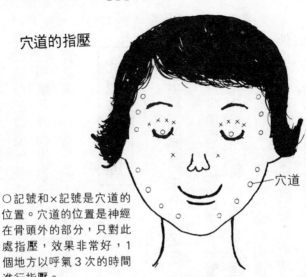

指壓的效果因人而異，即使同一個人也會因身體體調不同，而使得穴道位置會有微妙的改變。基本上，按壓後若感到很舒服，就可以放心的用力進行。

指壓並非使用指尖的力量，而是靠手肘的力量，使力量送達穴道深處，更能提高效果。一邊吐氣，一邊用手指按壓穴道，數一、二、三即可。

洗臉後的護理

在天然皮脂還未分泌之前，要藉助基礎保養品的力量

剛洗完臉時會感到肌膚有點緊繃，這是因為洗臉不僅洗掉髒東西，也一併洗掉毛細孔分泌的皮脂、汗，及保護肌膚的天然保護膜。

一般而言，只要過一段時間後，就會自動恢復原先柔潤的肌膚。但外氣及紫外線的照射，使受損肌膚在剛洗完臉時，會因乾燥而出現小細紋或斑點等問題。洗臉後的護膚非常重要，至少在天然保護膜還未形成之前，必須藉助基礎保養品的力量來呵護我們的肌膚。

其實並不需要購買昂貴的化妝水或乳液，只要是具有保濕效果的一般化妝水就可以了。在形成天然保護膜之前，如果將乳液或其他人工皮脂膜覆蓋在肌膚表面，反而會阻礙肌膚的正常呼吸，那麼就失去洗臉的意義了。

皮脂的分泌通常會隨著年紀的增長而減少。一旦養成利用人工皮脂膜的習慣，身體機能就會逐漸降低，更無法發揮作用，而使肌膚提早老化，最後就會形成小細紋與肌膚暗沈。

只要身體處於健康的狀態，透過正確的鍛鍊就能促進身體各方面機能，同時也能延遲老化。

過度的保護肌膚對肌膚並不好。尤其晚上就寢前，清潔臉部過後，只需要使用化妝水就足夠了，不需要再塗抹乳液。如果噴過化妝水後，肌膚還是緊繃，不妨重複使用二～三次。

需要使用乳液類的人，通常是在冬季外出時、或是住在寒帶地區的人。此外，皮脂分泌力衰退的人或中年婦女也很需要。冬天空氣乾燥，不得不使用乳液時，只要在乾燥部位塗抹乳液就可以了。算算一整個冬天所需的量，也只不過一個拇指的量而已（約三十公克）。

二十幾歲的年輕女性，平日只需要化妝水及乳液就足夠了。

究竟在進行基本的護膚程序時，使用哪些基礎保養品比較好？在此以服裝為比喻，為各位作個簡單的說明。

用乾布摩擦身體是昔日流行的養生法。養成乾布摩擦的習慣能鍛鍊強健體魄，抵擋寒冷及增加抵抗力，而保養肌膚也和乾布摩擦是一樣的。

經常使用乳液等油脂性保養品，在肌膚表層形成一層厚厚的膜，就好像肌膚穿上厚重的衣服，抵抗力和復原力就會減弱，變成敏感、不健康的肌膚。

相反的，只要不是過度乾燥，只使用化妝水或擦一層薄薄的乳液，利用自然的皮脂分泌來保護肌膚，藉助正確的洗臉法，促進新陳代謝，就能保持健康亮麗的肌膚。

以穿內衣的感覺使用化妝水

要以穿內衣的感覺來使用化妝水。因為是內衣，所以可以大量使用，使用手指輕柔的拍打整個臉部，然後在乾淨的肌膚上塗抹大量的化妝水。

依肌膚種類不同，而使用不同的化妝水，大致可分為以下三種：

1. 斑疹、敏感肌膚：應該選擇對肌膚不會造成刺激的弱酸性化妝水。

2. 油性肌膚：如果沒有面皰及斑疹的問題，應使用中性化妝水調整肌膚。

3. 乾性或健康肌膚：為了鍛鍊肌膚，應該使用弱鹼性的柔軟化妝水。

雜誌上的化妝品廣告，普遍強調弱酸性的化妝水。因此，一般人都認為弱酸性化妝水才是對肌膚最好的。但是，健康肌膚應該要使用弱鹼性的化妝水。如果塗抹弱鹼性的化妝水，肌膚為了恢復正常狀態，會旺盛的分泌皮脂，反而成為肌膚活性化的訓練。

很多品牌的化妝水都標榜含有蘆薈或絲瓜露等天然植物成分，不過根據最新的調查發現，只有極少數的產品含有這些成分。

此外，雖然包裝上標示「無添加物」，但實際上卻含有防腐劑。也就是說，很多產品的成分都和其所標示的不同。

總之，不要被所謂天然成分、自然派等字眼所迷惑。

儘可能選擇無香料、無色素、不含酒精及防腐劑的保養品對肌膚較好。

●必要時，將乳液視作毛衣來使用

如果妳是輕乾性或中乾性膚質，在塗抹大量化妝水之後，還是感覺肌膚有一點乾燥。這時，只要在乾燥的部位塗抹乳液就可以了。

例如在冷氣房裡，如果有部分肌膚感到乾燥，就好像加一件毛衣似的，在乾燥肌膚上塗抹乳液。梅雨季或夏季的濕度較高，肌膚感到黏黏的時候，就不需要乳液了，而長面皰時更不能使用。臉頰和口唇周圍等特別容易乾燥的地方，只可以少量使用乳液。

乳液之所以能夠滋潤肌膚，是因為體溫蒸發乳液中的水分，使肌膚表面暫時形成一層薄膜的原理。效果雖然不是很好，但作用和乳霜非常類似。因此，為了不妨礙皮脂的分泌，應該儘可能選擇含油量較低的乳液。

建議各位使用不含香料、色素、刺激性低、不含防腐劑，成分簡單的乳液。

乳霜是冬季的大衣

市面上有各種不同用途的乳霜，大致可分為以下三種：

1. 親水性乳霜：使用的感覺很清爽，好像沒有塗抹東西在臉上一樣。

2. 油性乳霜：別名冷霜，屬於營養霜的一種。

3. 中性乳霜：介於親水性和油性間的乳霜。

只有在肌膚需要特別保護時，才可以使用乳霜，不可以經常使用。這就好像在寒冷季節裡，外出時要穿著大衣的道理一樣，只有眼部周圍較容易乾燥的肌膚，或是在肌膚特別乾燥的時候才可以使用。

●油分較多的冷霜，中年以後再開始使用

乳霜雖然可以保護肌膚，但是，一定要避免使用含有大量油分，好像厚重大衣一般的油性乳霜。油性乳霜在保護肌膚的同時，也阻礙了皮膚呼吸。對肌膚過度保護的結果，反而削弱肌膚原本的復原力。

很多人使用的冷霜就好像貂皮大衣一樣，油分很多，應該是五十歲以上，皮脂分泌力極度減退的肌膚才可以使用，一般人並不適用。

二十歲層的年輕女性，如果真的需要使用乳霜，最好選擇親水性的。並且只有在特別乾燥、靠化妝水及乳液還不夠的部位，才可以使用這種「清爽型」的親水性乳霜。

其他還有肌膚乾燥時敷臉用的乳霜，或含有維他命的乳霜等。不過中性肌膚的人在基本護膚上是不需要這些產品的。

此外，還有卸妝專用的卸妝乳霜或按摩霜、敷臉用的乳霜，或眼部周圍專用的眼霜等。其實只要正確進行洗臉法及護膚的工作，就不需要這些乳霜了。基本護理只需要化妝水、乳液、親水性乳霜這三種。

面皰

身體內外同時進行

毛細孔內皮脂阻塞、發炎的現象，就是俗稱的面皰。發炎是過敏性和細菌性合併而來的，其關鍵在於壓力、不規則的生活、食物、荷爾蒙失調或使用化妝品不當。

要治療面皰，必須同時調理身體內外。

洗臉

為各位介紹面皰肌膚專用的蓮蓬頭洗臉法，就是前述的九十秒蓮蓬頭洗臉法，再加上面皰護理的方法。

在進行九十秒蓮蓬頭洗臉之前，先用含有硫黃的黃色肥皂清洗患部。此種肥皂具有去除面皰部位過剩油脂的作用。

首先將黃色肥皂充分搓揉至起泡，將泡沫抹在面皰部位，經過數十秒使其乾燥。硫黃肥皂不易起泡，所以只要淋上大量熱水，充分揉搓就可以了。接著用三十度左右的溫水沖洗掉，再進行九十秒的蓮蓬頭洗臉法。也就是用面皰肌膚專用皂及健康肌膚用的肥皂清洗二次。

這種方法對T字部位出油的肌膚也有效，不過塗抹泡沫的時間要控制在十秒以內。

黃色肥皂具有強大的去脂力，不能因為面皰很多就塗抹全臉，這樣會使健康部位變成異常乾燥的肌膚，要特別注意。

化妝

長面皰的部位千萬不能上妝，只能進行眉、眼、唇等重點化妝。如果無法避免，一定要在面皰部位貼上傷口專用的美容膠，再打底上妝。

髮型也要注意，儘可能避免頭髮碰觸面皰部位或臉部，要保持清爽。頭髮骯髒也是形成面皰的原因之一，最好能天天洗頭。

日常生活的注意事項

首先要注意的就是消除便秘。容易便秘的人要多喝溫開水或健康茶，一天攝取二公升以上的水分，並養成每天至少排便一次的習慣。如果實在做不到，只好藉助瀉藥的力量了。

要勤換被套及枕頭套，保持接觸臉部及身體部位的清潔。

飲食

要避免酒、煙、香辛料等刺激物，及咖啡或紅茶等含有咖啡因的飲料。尤其是油炸食品（回鍋油），奶油或奶精等動物性脂肪、甜點、清涼飲料、含糖的果汁類飲品。為了抑制皮脂分泌過剩，這些食物都要盡量避免。

應該多攝取含有豐富維他命B群的菇類、海苔，含有豐富維他命A的黃綠色蔬菜、肝臟及溫性蔬菜蔬菜湯。這些食品含有大量纖維，有助於預防便秘。

運動

要養成運動的好習慣，但要記得避開紫外線，與其在大太陽下運動，不如早晚在室內做做伸展操。在屋內運動要注意灰塵，流汗了要勤洗臉。

簡易洗臉法

放任肌膚不管，肌膚上的細菌就會開始繁殖，而成為所有肌膚問題的根源。為了避免細菌繁殖，一定要勤於洗臉。

但一般而言，大部分的人都只有在早晚才會洗臉，一天就這麼兩次而已。我的建議是每天至少洗臉三次，早、中、晚各一次。尤其長面皰的人，更應該增加洗臉的次數，以去除污垢，保持肌膚的清潔。

先前所介紹的蓮蓬頭洗臉法，若每天進行數次，可能會不太方便，而很難長期維持下去。所以在早上趕著出門，或在學校、公司等場所，可以進行以下為各位介紹的簡易洗臉法：

首先將洗面皂充分搓揉至起泡，好像整個包住臉部似的來洗臉三十秒。然後用拇指外的手指拍打三十秒，接著沖洗掉臉上的泡沫就ＯＫ了。

緊急洗臉法

如果長時間接觸紫外線，或待在冷氣房裡，和在冬季外出的情況一樣，會使肌膚容易乾燥。

在肌膚異常乾燥時，可以嘗試接下來介紹的緊急洗臉法。這方法對過度使用面皰專用皂，因而出現「斑疹」的情況也有效。

1. 準備低刺激性的洗面皂和洗臉盆二個。
2. 兩個洗臉盆中各加入三十度左右的溫水。
3. 用溫水將洗面皂揉搓至充分起泡，將少量的泡沫放入一邊的洗臉盆裡攪拌。

4. 等水面靜止後，將臉輕輕泡在洗臉盆中約二十秒。

5. 接著，在將臉泡在另一個盛滿乾淨溫水的臉盆中，去除泡沫。臉泡在溫水中約十秒，這時絕對不要用手按摩臉。

6. 然後更換清洗的水，再浸泡十秒，連先前二次，一共只需花五十秒鐘，就達到緊急洗臉的標準。

去角質

面皰疤痕嚴重的肌膚或油性膚質，可以利用去角質的方法，使皮膚光滑，調整肌膚紋理。

「去角質」的英文是「剝皮」的意思，亦即藉著剝皮使厚厚的角質層變薄，就好像「脫了一層皮」似的，呈現光滑的肌膚。

如果斑疹或面皰已經痊癒，又沒有異常乾燥的問題，屬於健康的肌膚，一個月可以去角質一次。

尤其是凹凸不平的面皰疤痕、油膩的油性肌膚，或因為角質層較厚而煩惱的人可以嘗試這種輕柔的去角質法。

方法就是：

1. 蓮蓬頭洗臉之後，用敷面膠加保鮮膜敷臉。輕輕按摩之後，用毛巾擦乾，在想要去角質的部分塗抹去角質液（要選擇溫和的去角質劑）。

2. 用手指輕輕撫摸、按摩二分鐘。

如果有斑點，而且不是乾燥肌膚的人，去角質時間大約只要一分鐘左右。按摩時手指的動作一定非常輕柔，稱為超輕柔去角質。這是對於非乾燥卻有斑點的肌膚設計的護膚法。

如果面皰疤痕嚴重，或角質層特別厚的人，就要使用重手去角質法。沒有肌膚問題，但面皰疤痕非常明顯的人，在用蓮蓬頭洗臉後，用毛巾吸乾水分，使用粗鹽或米糠，進行一分鐘的重手去角質法，就能改善頑固的面皰疤痕。但次數不可以太過頻繁，一個月以一次為上限。

鼻頭的毛細孔

鼻翼周圍是臉部皮脂分泌最多的地方。尤其油性肌膚在寒冷的冬天會脫皮，但夏天卻又猛出油，而容易脫妝。

這類膚質的皮脂分泌較旺盛，容易因為粉底、蜜粉或皮脂阻塞毛細孔，若再加上空氣中的灰塵附著，就會變成黑色顆粒狀的黑頭粉刺。

這種紋理粗糙、毛孔十分明顯的肌膚，必須先要使毛孔中的污垢浮上來，從肌膚底層更新細胞，促進新陳代謝，使皮脂分泌正常。正確的洗臉法（九六頁）與敷面膠加保鮮膜敷臉（一〇七頁），還有單純保鮮膜敷臉是最有效的。

如果使用這些方法還是無法改善，可以試試粗鹽或米糠進行重手去角質法，一個月一次，每次進行一～二分鐘。除了發紅和紅面皰之外，可以採用陰壓吸引法，進行吸除積存在毛細孔中污垢的治療。

如果鼻翼周圍毛細孔產生黑頭粉刺時，而且黏黏的，或乾燥的像撲了一層白色粉末時，千萬不可以故意用化妝來掩飾毛孔。應該避免使用乳液或乳霜，只用油性肌膚專用的弱酸性化妝水，特別保持鼻子的乾燥。

外出時，塗抹乳液狀的隔離霜，鼻頭撲點粉就可以了。如果鼻子開始出油，則必須用衛生紙或吸油面紙，仔細的擦乾淨。

斑點、皺紋

必須很有耐心的持續護理

如果皮膚的新陳代謝不正常，黑色素顆粒沈著就會形成斑點。成形的斑點可以變淡，但若要完全去除就有點困難。斑點的護理需要三～六個月才能看到效果，久一點甚至要花上一年的時間。在這段期間裡，症狀可能時好時壞，因此要以泰然的心情，很有耐心的持續下去。只要持續護理，相信一定能夠看到效果。

皺紋包括出現在嘴唇周圍的細紋，以及眼睛周圍和眉間的小皺紋，額、鼻到口、耳前部、頸部的大皺紋三種。

最近年輕皺紋或年輕肌膚鬆弛的現象增加，這是因為不當使用美容液或營養霜的緣故。此外，青少年時期的激烈減肥，或長期在無防護措施下過度日曬，都可能成為引發的關鍵。

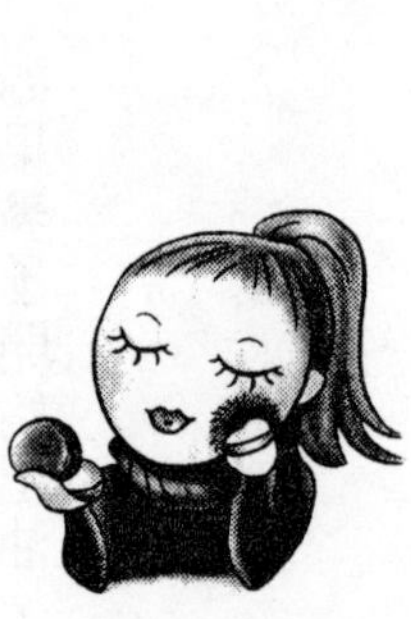

小細紋可以藉著每日的護膚加以淡化，不過皺紋一旦形成，就只能延遲惡化，無法達到根本的改善。

飲食

皺紋肌膚需要動物性的優質蛋白，其他諸如富含維他命C的奇異果、草莓、橘子等；維他命E含量較多的胚芽米、肝臟、牛乳等；動植物性的優質蛋白都要攝取。飲水一天二公升以上。

注意不可攝取過多的西洋芹、荷蘭芹與鴨兒芹，因為這些會形成對陽光非常敏感的肌膚。

日常生活注意事項

運動、洗臉、衣物和面皰治療相同。

動作全身伸展操、室內運動、避免紫外線照射，一旦流汗就要勤洗臉等，都是非常重要的。

使用九十秒蓮蓬頭洗臉法，穿衣服要選擇透氣良好的布料，也要注意洗衣精是否會引起過敏等問題。

泡澡時要使用低溫，放鬆全身，好好休息一下。

牙齒與牙齦

首先瞭解適合自己的牙刷和刷牙方法

由明星拍攝的牙齒廣告，曾有一陣子成為話題。從笑容中展露出雪白、閃亮的牙齒，給人一種清爽的感覺。以好萊塢演員為主，美國很久以前就盛行牙齒的美容治療，而國內最近也開始關心牙齒的美觀。

牙齒泛黃或帶有茶色，多半是天生的，不過日常生活的習慣也不能忽略。香菸的菸垢，和茶漬、食物的色素等，都是使牙齒泛黃的原因。最重要的就是要學會如何刷牙。刷牙時必須要考慮牙齒的排列及刷牙習慣，因此要接受專家的指導，學會選擇適合自己的牙刷以及刷牙方法。

想要創造潔白美麗的牙齒，單靠牙刷是不夠的，必須要能妥善的運用潔齒泡沫與齒間刷等輔助道具。自己無法去除的牙結石或茶漬、菸垢等，不僅看起來骯髒，更會形成口臭，所以一定要定期請牙醫洗牙。

發現蛀牙、牙齦發炎或牙齒骯髒時，也要接受醫師治療。

如果由於藥物的副作用無法恢復牙齒原本的顏色，或因為神經壞死導致牙齒變色，則可以塗抹一層薄薄的陶瓷，調節齒間的縫隙，變成自然美麗的牙齒。

除了牙齒，還必須注意到牙齦的顏色，如果牙齦沒有發炎，但看起來卻黑黑的、不太健康，可能是這部位的血液循環不佳，色素沈著所造成的。可以每天用手指沾水按摩三十秒，應該會改善。如果這樣還無法好轉，就必須請醫師切除部分的牙齦。

「明眸皓齒」是美人的條件，擁有清澈的雙眸，和一口白皙整齊的牙齒，是女性魅力的泉源。

就像家庭醫師一樣，擁有專屬的家庭牙醫，管理牙齒的日常健康是未來趨勢。所以找一個值得信賴的牙醫，作定期檢查及保養是非常重要的。

多汗、狐臭

使用制汗劑反而會使臭味更強

與其使用制汗噴霧劑抑制汗水，不如早晚淋浴，注重個人清潔。貼身衣物選擇吸汗性較佳的棉製品，或經抗菌加工、透氣性較好的新素材內衣褲。此外，外衣也必須選擇透氣性較佳的衣著，應該在這些方面多下點工夫。

要避免貼身、容易悶熱的服裝，及化學纖維的內衣褲。

泡澡時要利用黃色肥皂和白色肥皂清洗腋下，每次各十秒，共清洗二次。再用四十度與二十度的溫水交互淋浴，每次各十秒鐘，共進行二次。

若外出時不得已使用制汗劑，回家之後一定要立刻沖洗乾淨。制汗劑因為抑制發汗，所以會使汗腺阻塞。積存的汗水會繁殖雜菌，反而使氣味增強，形成反效果。

外出時可以攜帶含有酒精成分的濕巾，養成經常使用濕巾擦拭腋下的習慣。

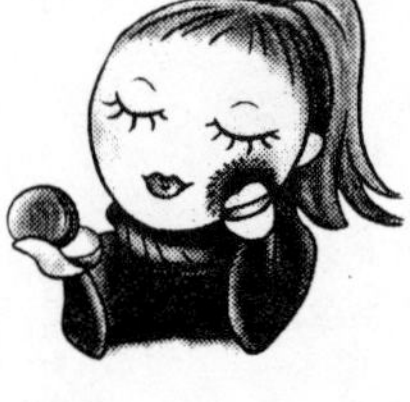

仔細刮除腋毛，可減少汗的「收納場所」，消除臭味的來源。

如果非常在意狐臭，可以藉由手術來改善。

以前治療狐臭的手術是將腋下的皮膚切開，雖然臭味消失了，但是手術後會留下醜陋的疤痕。除非症狀十分嚴重，不然不建議各位採用。

不過近年來的手術只將皮膚作小幅度切開，去除二分之一到三分之二的皮下組織，或是用吸引的方式來處理。這個方法已經非常普及了，手術非常簡單，而且不會留下明顯的疤痕。

此方法雖然不能完全去除臭味，但是，已經可以減輕到幾乎感覺不出來的程度。

此外，一定要去除會助長狐臭的腋毛，方法包括絕緣針脫毛與雷射脫毛法。

絕緣針脫毛是接觸皮膚的部位使用特殊設計的絕緣針，讓電流通過皮膚燒掉毛根的方法。手術如果併用絕緣針脫毛（參考二〇五頁），就能完全脫離狐臭的惡夢。雷射脫毛所使用的針不會接觸皮膚，因此不會有疼痛感，而且短時間（數十分鐘），就能做到大範圍的處理，未來的發展頗為看好。

如果妳因為嚴重狐臭而煩惱，一定要去求助專科醫師喔！

表情肌訓練

先放鬆肌肉，再讓肌肉緊繃

顏面大約有三十處大大小小的表情肌，在第一章已經為各位敘述過了。表情肌的衰退，會造成顏面出現皺紋或鬆弛等變化。在這些症狀出現之前，要鍛鍊臉部的表情肌，以延遲顏面的老化。

接下來為各位介紹表情肌體操，除了能預防皺紋之外，也能夠緊縮臉部、防止鬆弛，具有保持青春的效果。只要在每天就寢前花幾分鐘，養成作表情肌體操的習慣，非常輕鬆與簡單。

表情肌體操分為下眼瞼、額頭、魚尾紋、眉間、唇部、臉頰、鼻翼到口唇、後頸部等八個部分。每個部位都搭配了拉扯肌肉的伸展體操，及使肌肉收縮的收縮體操。利用二種體操交互搭配進行，使肌肉先放鬆再緊縮。先從妳在意的地方試試吧！

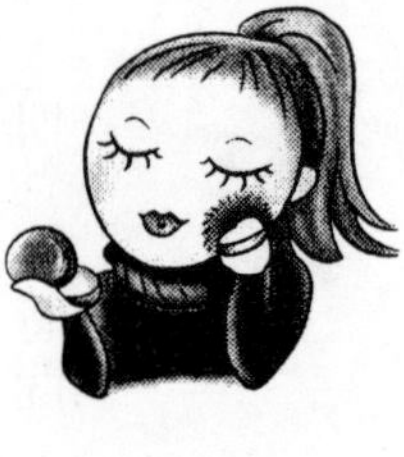

眨眼體操

首先為各位介紹眨眼體操，隨時隨地都可進行，可以有效利用休息時間。

體操可以仰臥著進行，或背靠在椅子上，頭倒向床邊或椅背，就好像躺在美容院洗頭台上的姿勢一樣。

表情肌會因精神壓力或睡眠不足而疲勞，而豐富的睡眠和精神的張力會使表情肌適度的緊張。也就是說，表情肌很容易受到心理層面所影響，因此在訓練時要經常保持積極的心情，同時要努力消除睡眠不足或壓力等日常生活的問題。

隨著表情肌收縮，顏面會產生表情紋，為了避免形成這個皺紋，要一邊訓練，一邊掌握技巧。

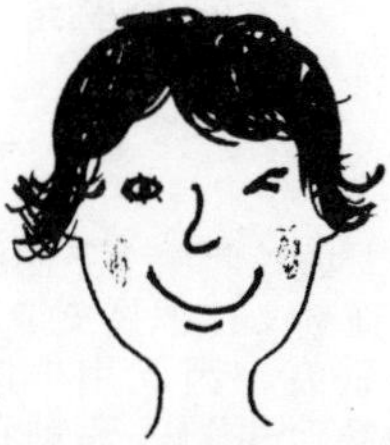

只有一邊的眼睛與眉毛上抬，慢慢確實的眨眼4秒鐘，眨眼眼睛大大張開4秒鐘。

接著將另一邊的眉毛上抬，慢慢確實的眨眼，但不要讓眼尾形成皺紋（4秒鐘）。

張開眼睛4秒鐘。

以此為一回，反覆進行4次。

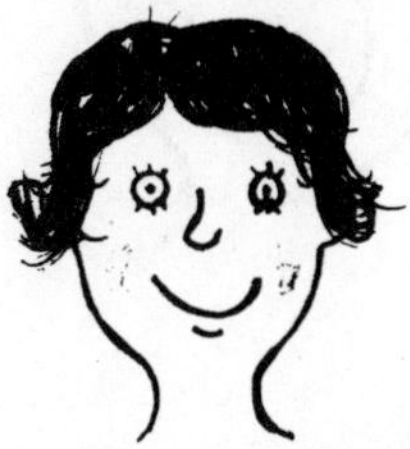

下眼瞼體操

眼輪匝肌（下眼瞼部）的運動。這裡是支撐下眼瞼的肌肉，因此用力閉眼睛時會使用到，運動這裡的肌肉，可以預防下眼瞼的小細紋。

①

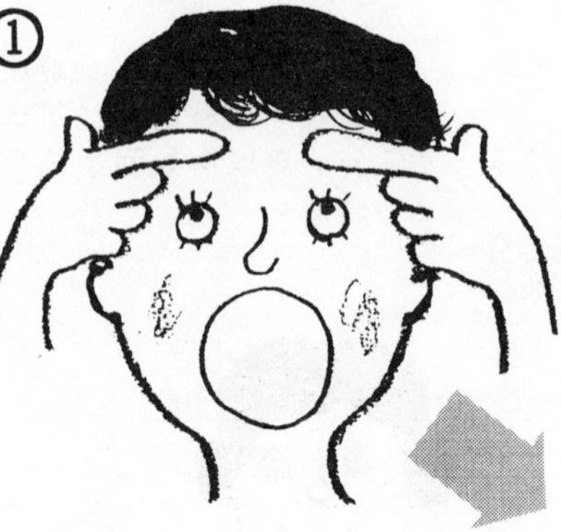

①眼和口大大張開的狀態下，用雙手食指按住眉毛，像抬眼看額頭上部似的靜止８秒鐘。８秒×４次

②保持①的狀態，接著看右斜上方，靜止８秒鐘後還原。８秒×４次

②

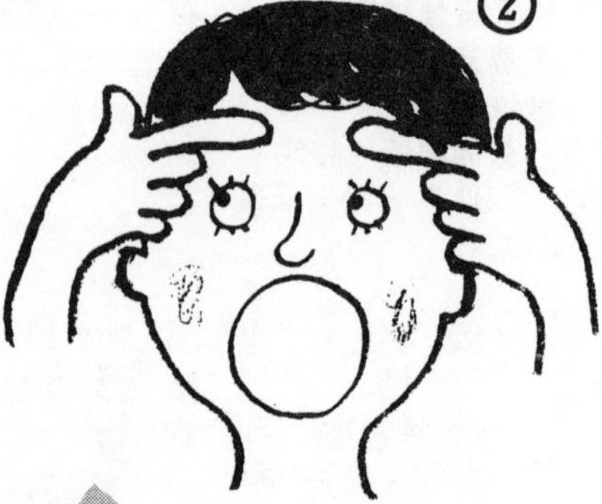

③

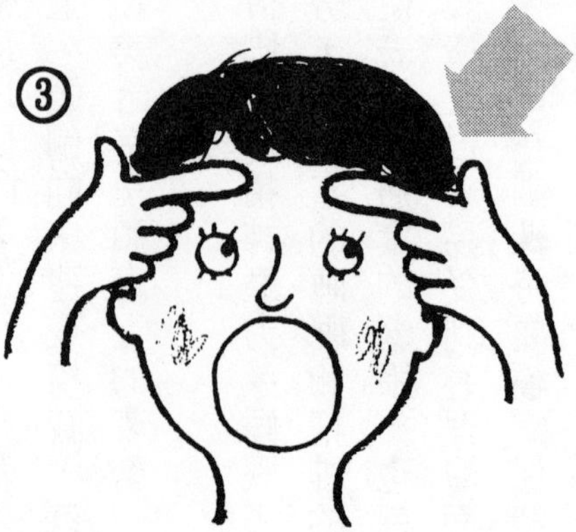

③以同樣狀態看左斜上方，靜止８秒鐘後還原。８秒×４次

額部體操

這是額肌和枕肌的體操，額肌是額頭皮膚上抬時所使用的肌肉，也就是眉毛往上時使用的肌肉，枕肌則是後部的皮膚，朝頂部拉扯時的肌肉。

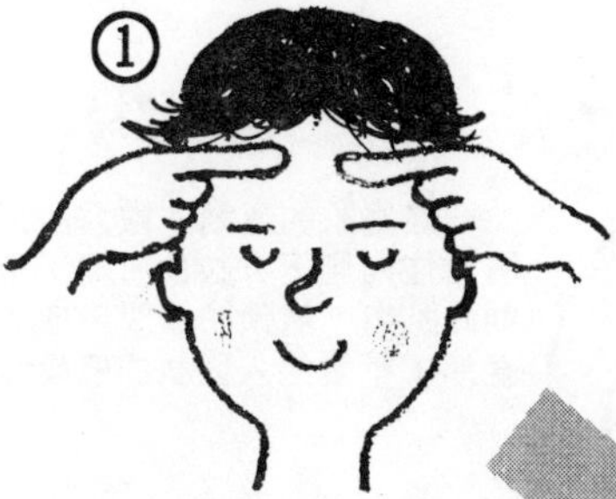

①以雙手食指按住額頭髮際生長處，往上拉，然後用像是往下反彈的力量，放下眉頭，靜止8秒鐘後，鬆開手指。8秒×4次

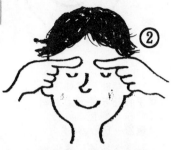

②同樣的，雙手食指按住眉毛往下壓，好像要伸展額頭似的，靜止8秒鐘後，鬆開手指。8秒×4次

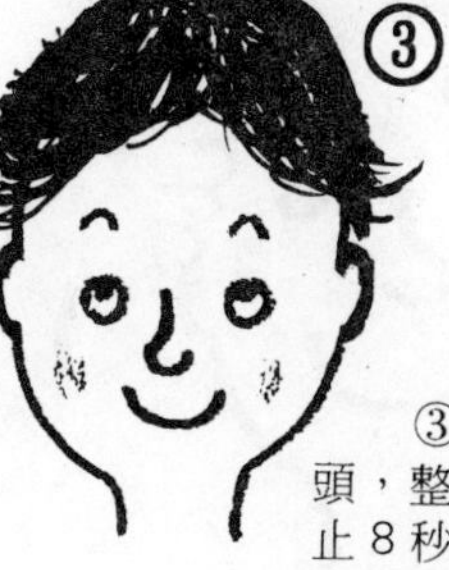

③抬眼往上看額頭，整個眉毛上抬，靜止8秒鐘。眼睛睜大，好像要縮小額頭似的。8秒×4次

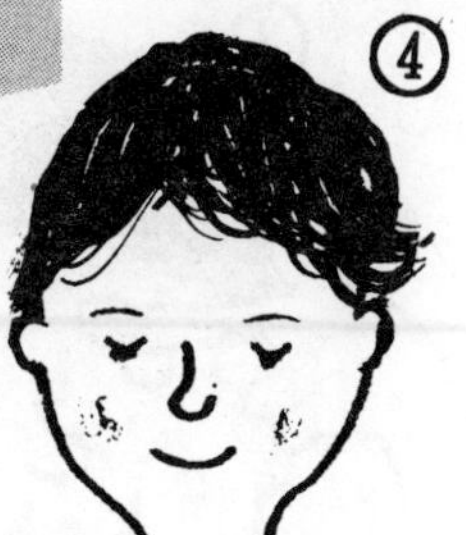

④收下顎、往下看，靜止8秒。伸展額頭，感覺眉毛往下。8秒×4次

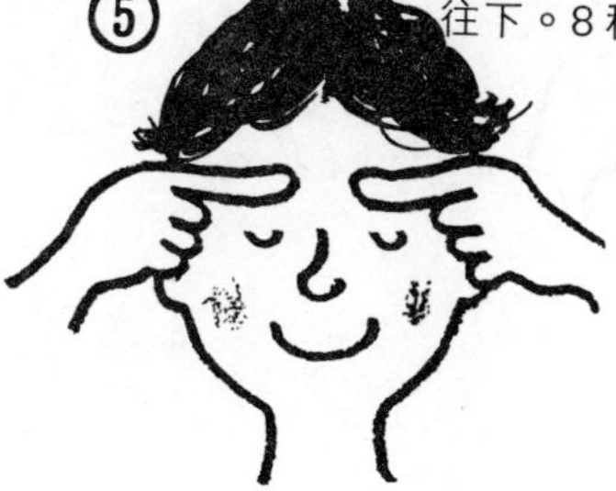

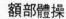

⑤以食指按壓整個眉毛，伸縮額頭，眉毛上下各移動8次。8秒×4次

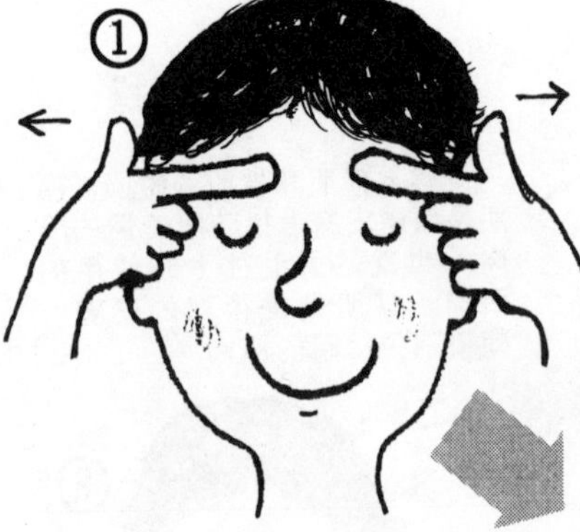

眉間體操

皺眉肌的運動。皺眉肌是將眉往內側下方拉的肌肉，運動此肌肉，能預防眉間形成的直紋，不會給人固執的感覺。

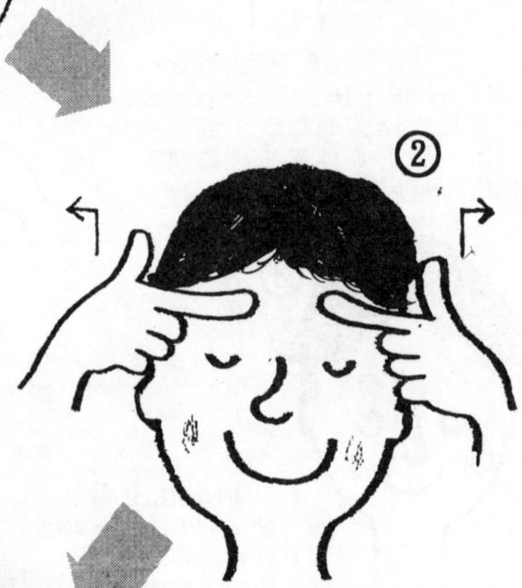

①閉眼的狀態下，雙手食指按住眉心，朝外側拉，靜止８秒鐘之後還原。8 秒×4 次

②食指的位置保持在①的部位，接著將眉毛往上抬，然後朝外側拉，靜止８秒鐘之後還原。8 秒×4 次

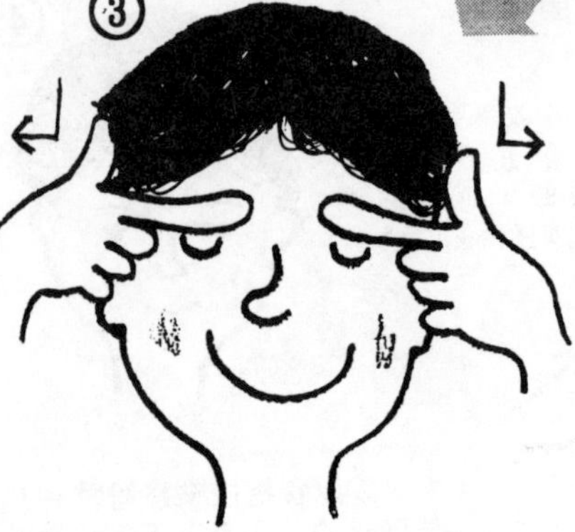

③同樣維持食指的位置，將眉毛往下、往外拉，靜止８秒鐘之後還原。8 秒×4 次

頸部體操

①

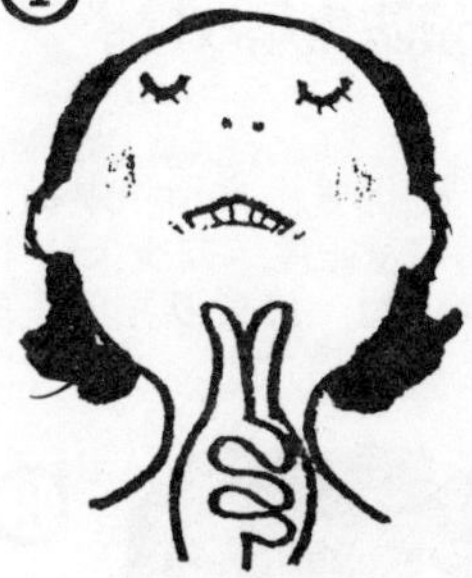

①雙手交疊，雙手食指豎立，用食指將下顎往上推，同時說「一」，靜止 8 秒鐘。

②

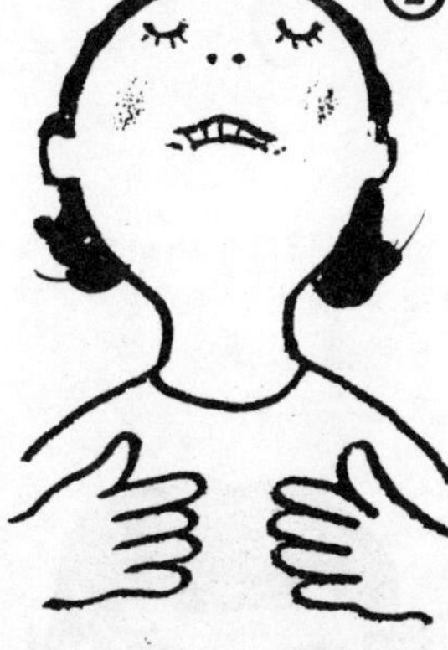

②雙手手掌抵在胸前，往下方壓，同時伸直脖子，下顎向前突出，念「一」，同時靜止 8 秒。

以上①、②體操交互各進行 4 次。

③

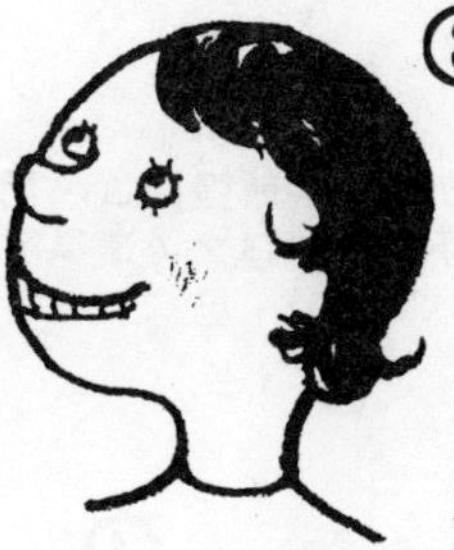

③伸直脖子，突出下顎，往右扭轉狀態下，說「一」，靜止 8 秒鐘。

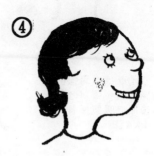

④

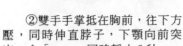

④同樣的，朝左轉的狀態下，說「一」，靜止 8 秒鐘。以上③、④的體操交互各進行 4 次。

預防魚尾紋體操

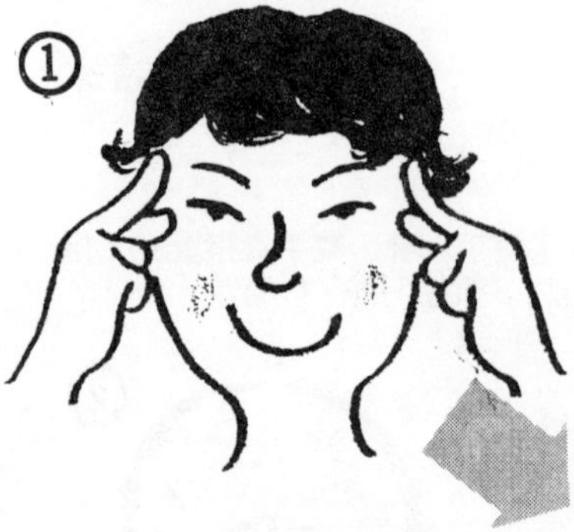

①用雙手食指和中指按壓眉尾及眼尾，向後大約 15 度往上拉，好像要拉平魚尾紋似的。

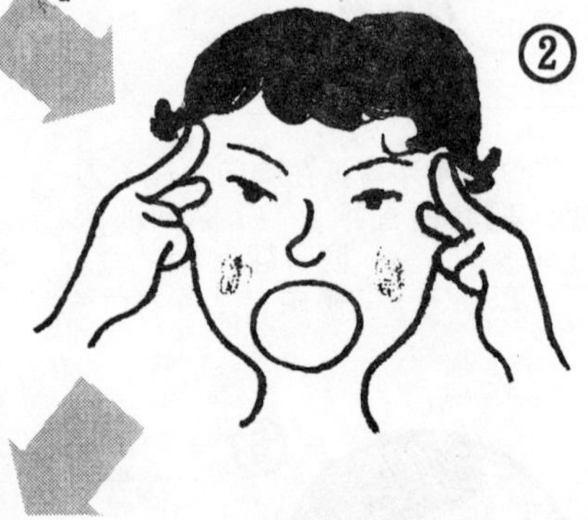

②保持拉扯①的眼尾和眉尾，張大口和眼，靜止 8 秒鐘。8 秒×4 次

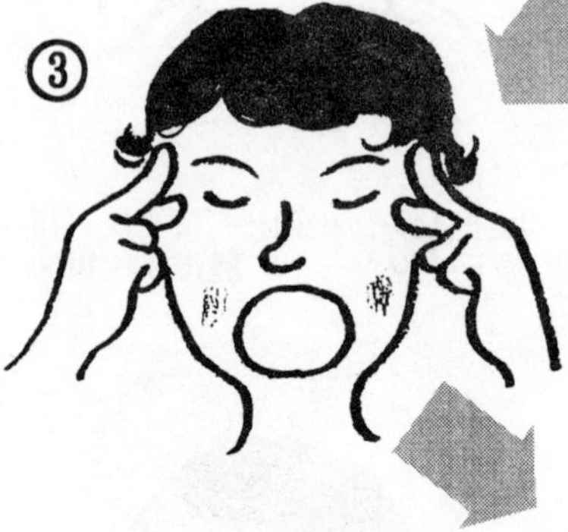

③以同樣狀態張開口、閉上眼，靜止 8 秒鐘之後還原。8 秒×4 次

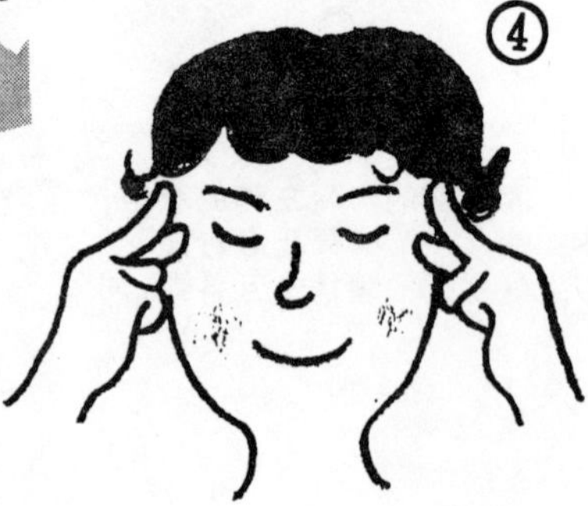

④還是以同樣的狀態閉上眼，張口吐氣，然後閉口吸氣。各進行 8 秒×4 次

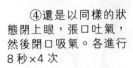

從鼻翼到嘴的體操

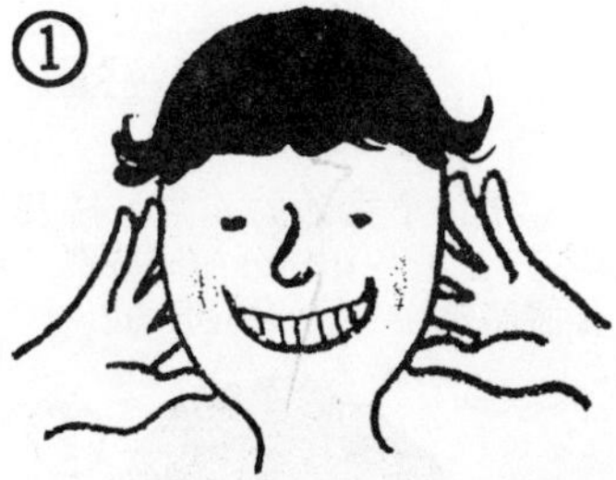

①以小指外的4指，按照圖中b、c、d、e部分加以按壓，好像往上抬似的說「一」，同時往上拉。

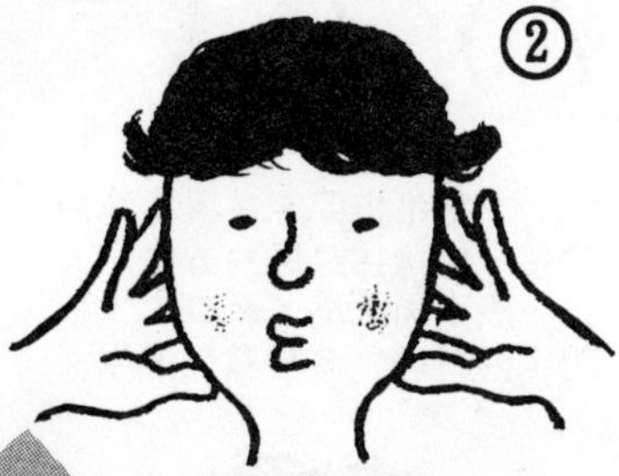

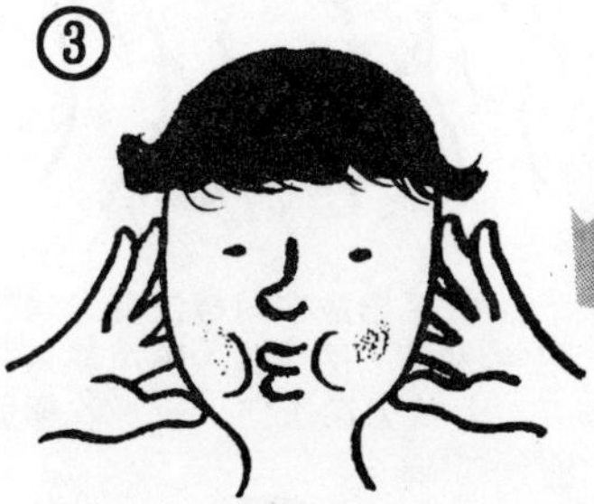

②將手指固定在與①同的位置，一邊說「嗚」，同時收縮嘴唇，靜止8秒鐘。

③接著仍然收縮嘴唇，鼓起雙頰，靜止8秒鐘。

以上②、③的體操交互進行4次。

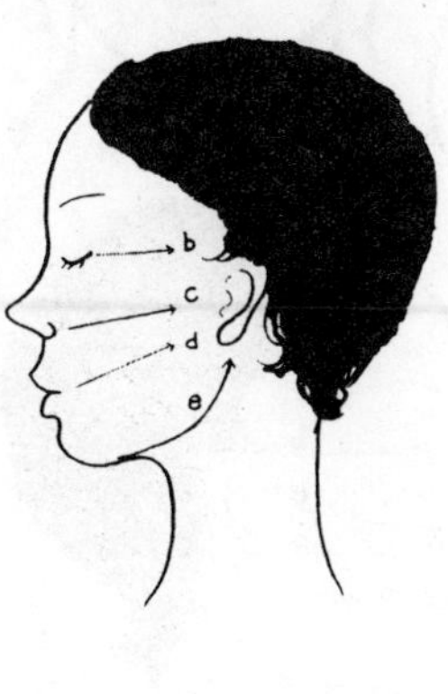

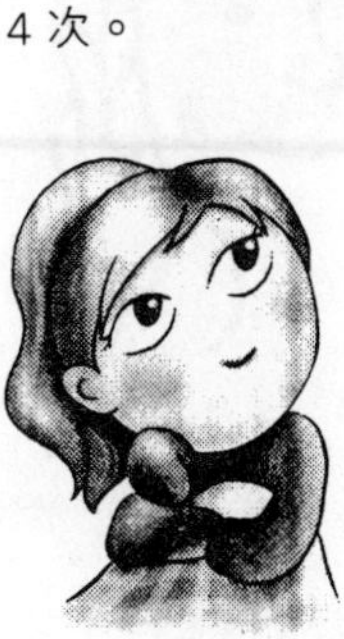

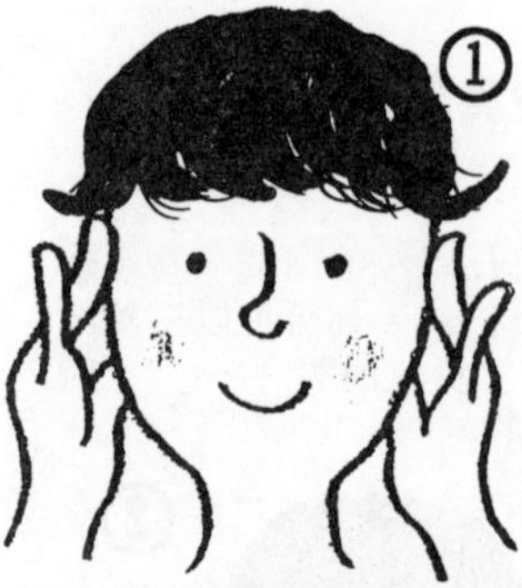

臉頰體操

①以小指外的４指，按照圖中ａ、ｂ、ｃ、ｄ部分加以按壓，好像將臉頰往上抬似的向上拉。

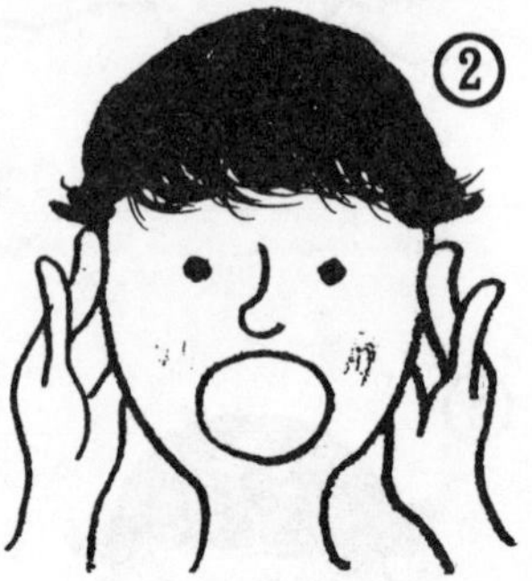

②將手指固定在與①同的位置，口角往眼尾的方向用力拉，讓肌肉收縮，將口大大張開，張口靜止８秒鐘後還原。
８秒×4 次

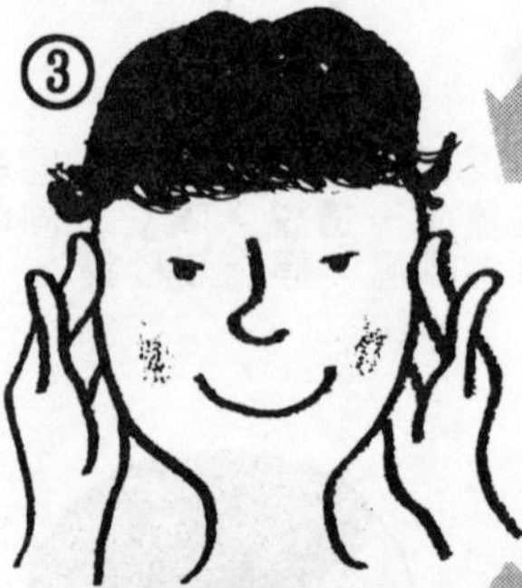

③手指放在同樣位置，保持①的狀態，閉上口，嘴角朝太陽穴（ｂ的方向）向上拉，收縮肌肉再還原。

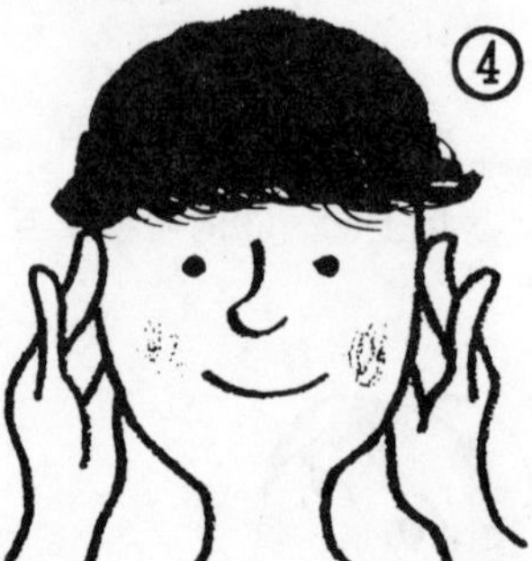

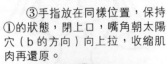

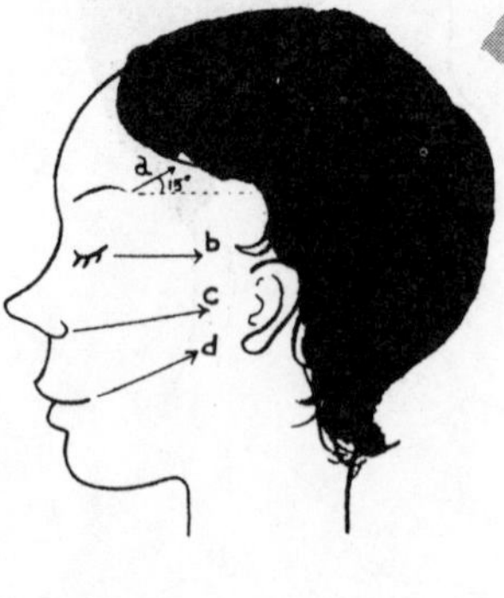

④手指位置依然擺在①的狀態，將嘴角朝耳洞（ｃ的方向）向上拉，然後再還原。

以上③、④的體操交互進行４次。

口唇部體操

①食指到小指的４根手指按壓顴骨，開口將鼻下伸直，唇深入內側，在縮口的狀態下靜止８秒。

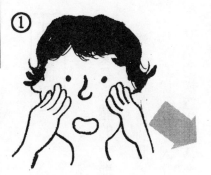

①

②
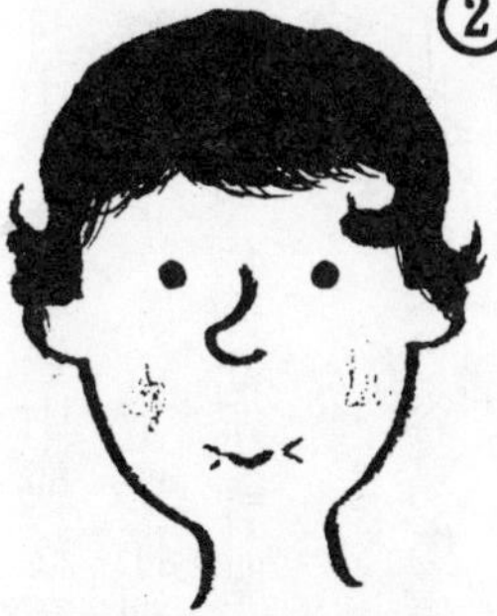

②手指離開臉，在閉口的狀態下，將唇朝內側縮，靜止８秒。

以上①、②的體操交互進行４次。

③手指固定在與①同的位置，像吹口哨似的，嘴唇往前凸出，再恢復原狀，然後再度凸出。

③
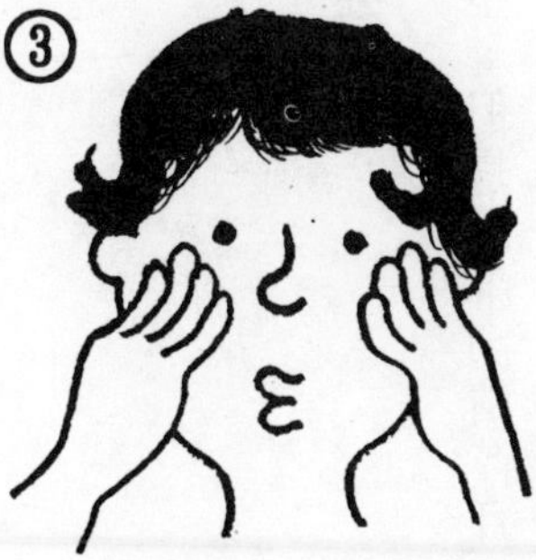

④
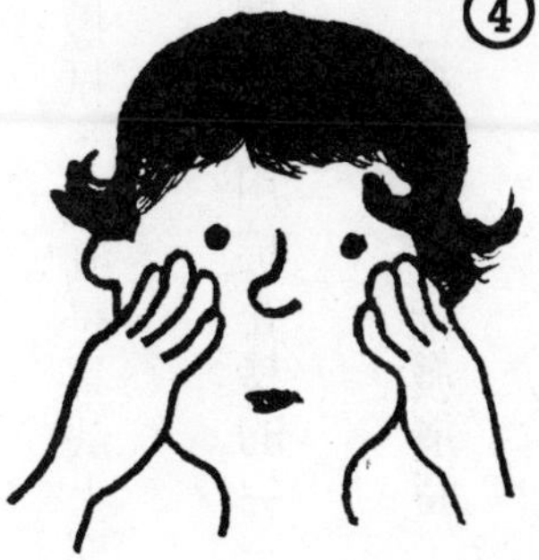

④手指固定在與①同的位置，嘴唇先往前凸出，再緊閉，最後恢復原狀。

以上③、④的體操交互進行４次。

耳的護理

耳朵是身體的一部份，不要忘記護理

雖然化了亮麗的妝，擁有新潮的髮型，但是耳中卻積存耳垢，看起來又黑又髒，那可真掃興啊！因此在護膚、護臉的同時，也別忘了護理耳朵。

耳朵的構造依序為外耳孔、鼓膜、中耳、內耳，內部非常纖細，當細菌經由外耳、鼓膜或鼻孔進入時，就會引起中耳炎。

為避免水進入耳中，要用毛巾或紗布沾肥皂水輕柔的擦拭，尤其是耳殼上部三角窩的部位容易積存污垢，一定要仔細擦拭。

耳朵的清潔，要用棉花棒沾少許肥皂水，仔細的清理。再用棉花棒的另一側，輕輕的擦掉肥皂。

使用掏耳勺或手指掏耳朵，容易傷害外耳孔。當發現污垢、或耳朵發癢時，要依照前述的方法，用棉花棒清理，絕對不要用力摩擦。

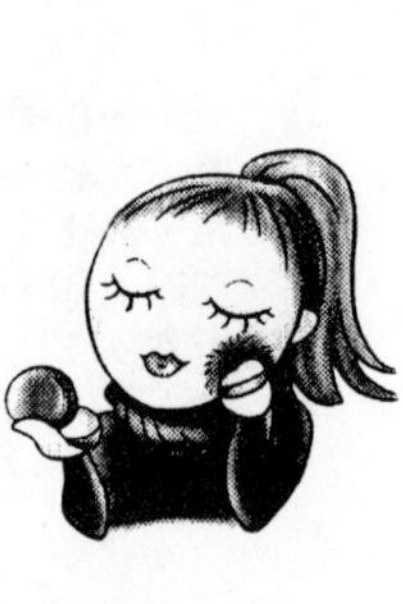

戴耳環的耳洞要保持清潔

穿耳洞已經不再是流行的象徵，彷彿是件理所當然的事。

如果出現發癢、疼痛、腫脹、化膿、耳洞裂開或結疤，都是因為耳洞內側隧道狀的皮膚發炎所引起的。

尤其剛穿耳洞的三週內必須要注意，由於皮膚傷口還不穩定，如果隨意更換耳環，或刺激隧道狀皮膚，就會引起發炎。反覆發炎會使耳洞變窄，如果勉強穿耳環，會使發炎情形更嚴重，造成惡性循環。

還有一點要特別注意的，就是要保持耳洞的清潔。

耳洞容易殘留洗髮精或潤絲精，而且會積存汗水及污垢。洗完頭髮之後，要以淋浴的方式，完全沖掉殘留在耳洞周圍的肥皂。如果長時間戴耳環，因為耳環的重量會使耳洞逐漸擴大，耳垂會裂開或形成疤痕，也可能使細菌從耳洞進入。如果對金屬過敏，一定要特別小心。

晚上睡覺或在家中時儘可能拿掉耳環，讓耳朵休息。

乳房保養

鍛鍊胸大肌，不要依賴胸罩

乳房的重量主要是靠垂掛在肋骨上的胸大肌所支撐，胸大肌和乳腺則藉著筋膜相連。

年輕時，胸大肌、筋膜、乳腺能充分發揮機能結合在一起。但老化會使肌肉和筋膜的張力衰退，無法支撐乳房的重量。

這時就會形成女性的大敵——乳房鬆弛。

想要預防鬆弛，就必須經常鍛鍊胸大肌，請按照次頁簡單的要領來作體操：

泡澡法

用O敷面膠五分鐘，用指腹輕輕按摩，再用一般的肥皂沖洗。可以進行交互蓮蓬頭浴（二十度與四十度各三十秒×三次）。

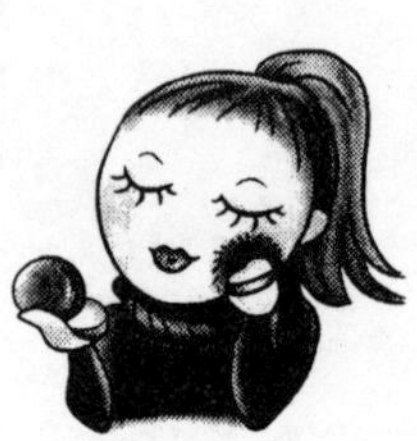

胸大肌的體操

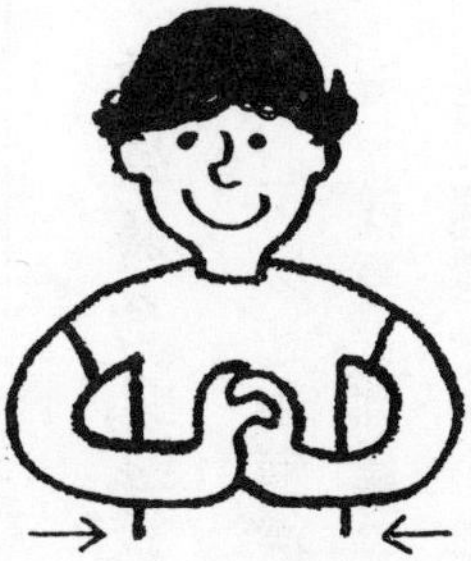

合掌
1 胸前合掌，雙手交疊 。
2 吐氣，同時雙手對壓（2 秒 8 次）。

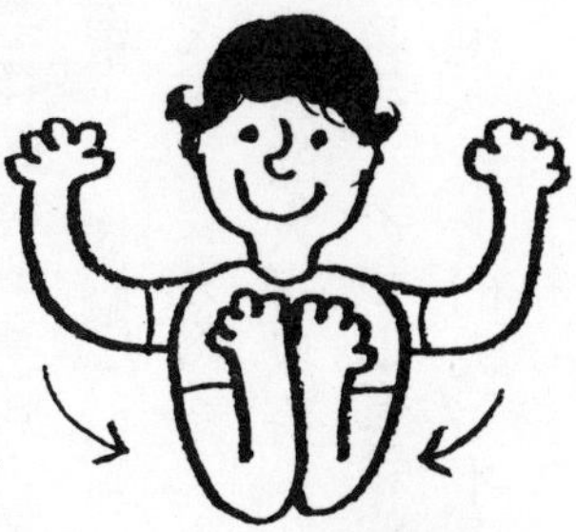

手臂交叉
1 手肘彎曲，張開雙臂。
2 吐氣，同時兩手肘靠攏。
3 放鬆還原（2 秒 8 次）。

推牆
1 站在距離牆壁 30 公分處，雙腳併攏站立。
2 吐氣同時雙手推牆(2秒8次)。

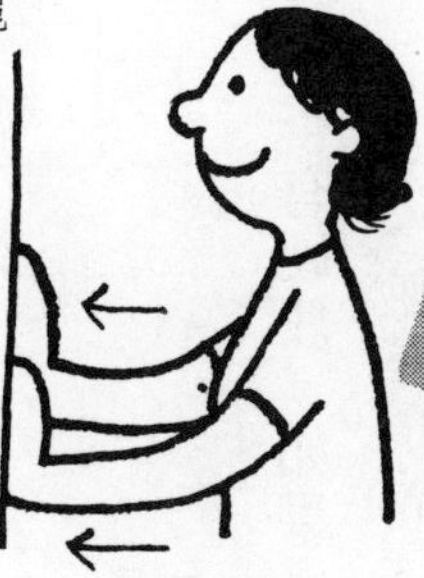

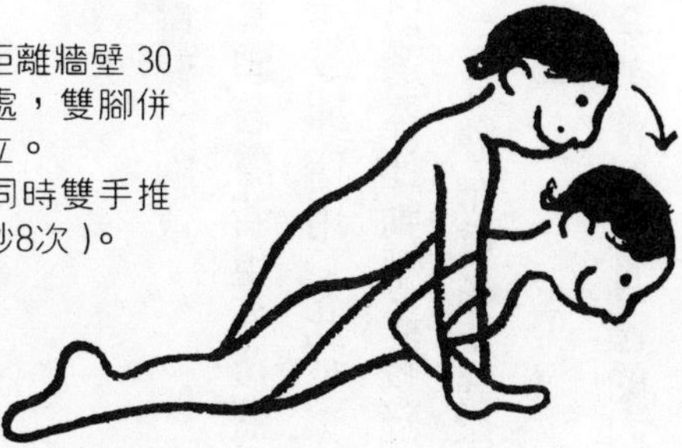

伏地挺身
1 上半身成伏地挺身姿勢但膝蓋跪地。
(註) 雙手位置在肩下。
(註) 從膝到頭成一直線。
2 彎曲手臂、胸貼地面，吐氣同時好像按壓地面似的。身體上抬，回到原先的位置（10 次）。

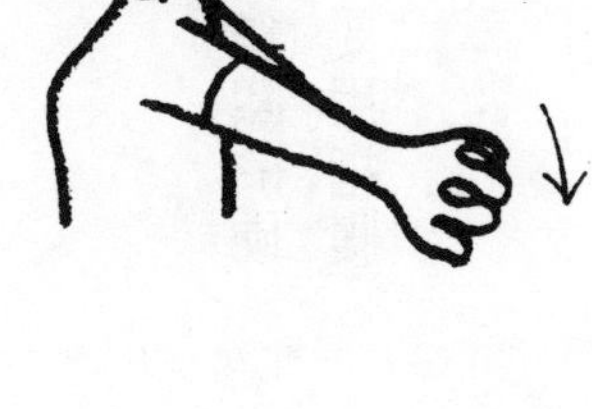

胸的靜力伸展。
1 雙手於身後交疊 。
2 挺胸，雙手伸展到斜後下方。
(註) 以輕鬆的心情反覆呼吸。
(註) 不要挺腰。

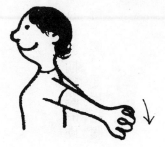

泡澡時的乳房檢查

可以利用泡澡的時候用手掌檢查是否有硬塊。如果發現與月經週期無關的硬塊，就要立刻接受專門醫師的檢查。此外，腋下的淋巴腺，每六個月要用指腹輕輕觸摸一次，進行自我檢查。

胸罩檢查

1. 沒有鋼圈的胸罩。
2. 不要太小或太緊，要穿較寬鬆的胸罩。儘可能選擇較淺的罩杯，使乳頭若隱若現。覆蓋整個乳房的全罩杯會使乳房重量都在胸罩中，使胸大肌無法發揮作用。此外，不穿胸罩會加速乳房的下垂。就算在家中也要穿胸罩，可以選擇運動型等較舒服的款式。
※乳頭陷凹的人可以將一～二片紗布重疊，裁成適當大小，並剪去中心部位，墊在乳頭部，再穿上寬鬆的胸罩
3. 容易色素沈著的人，不要穿著會摩擦身體的內衣褲。

乳頭凹陷、肥大乳頭可以利用手術改善。

乳頭、乳暈的色素沈著，可在自宅進行敷面膠按摩及蓮蓬頭交替浴（二十度與四十度）嘗試改善。如果還是很在意，可以使用技術化妝，在就寢前塗抹P化妝水或美白化妝水。

身體保養

依身體部位的不同而使用不同工具

身體保養與臉部保養相同，第一步就是清潔。最近有很多人不泡澡，而改用淋浴的方式洗澡。的確，如果只是要除去身體的污垢，淋浴就可以了，但是像腳跟或膝蓋部位厚厚的角質，除了泡在浴缸，慢慢溫熱身體，是無法去除的。

此外，泡澡能使全身毛孔張開，使肌膚深處的污垢全都被吸出來，促進血液循環使新陳代謝旺盛，使肌膚展現年輕與光彩，具有放鬆身心的效果。

花時間慢慢泡個澡，仔細檢查全身，腰部的贅肉或背部的青春痘等問題，也可以早期發現與改善。

清洗身體工具的原則是「硬的部位使用較硬的工具，柔軟的部位要使用柔軟的工具來清洗」，也就是說依身體部位的不同，要使用不同的工具清洗。

清洗的工具以對肌膚溫和的順序排列如下：

手、紗布、手巾、毛巾（依序為棉、麻、絲質）、絲瓜絡、浮石。

腹部、胸部等柔軟的部位，一般人可以使用棉的手巾或毛巾略微清洗，而對刺激敏感的人則只能用手或紗布。為徹底去除污垢，健康肌膚可以使用麻或絲的毛巾，每月一次。

手掌和腳底、腳指縫間容易積存汗水，較為悶熱，所以要仔細清洗。角質層較厚的部位可以使用絲瓜絡。膝蓋、腳跟等的角質層非常厚，光用絲瓜絡是不夠的，首先必須塗抹大量肥皂，再用浮石輕輕搓洗。

皮膚的厚度或對刺激的反應因人而異，如果出現疼痛或斑疹時，要更換成較溫和的工具。若不小心持續使用，可能會造成肌膚發炎，結果會造成皮膚發黑、變厚且硬。

過度使用去除污垢專用毛巾，會損傷肌膚而引起斑疹。

淋浴拍打法

藉著水的溫差及水壓促進肌膚活性化

身體大部份都被衣服覆蓋，不易暴露在外界的髒空氣、紫外線當中，因此不必像臉部一樣每天清洗四次。只要就寢前清洗一次，若睡眠時流很多汗，則早上起床時可以再淋浴一次，一天洗二次澡就夠了。

建議健康肌膚的人使用淋浴拍打法，利用淋浴的溫差和水壓促使肌膚活性化。首先為各位介紹初級的淋浴拍打法：

泡在浴缸中使毛細孔充分張開，然後將肥皂充分揉搓起泡，用棉的手巾仔細的清洗身體各處。

然後是沖洗，用四十度左右的溫水及二十度左右的冷水，交互進行二十秒，共進行三次，總共一百二十秒。

蓮蓬頭與身體的距離，和洗臉時的距離相比，稍微遠一些，只要加強蓮蓬頭的水壓，就能提高按摩的效果。

這方法約持續三個月左右，等肌膚習慣之後，在依序進入中級、高級。除了棉製的手巾外，在中級可以使用麻或絲的毛巾，高級則可使用絲瓜絡，其他都和初級相同。中級和高級對皮膚較厚或腳跟或膝蓋皮膚較厚的部分、面皰疤痕等都有效。

皮膚較薄的人，平常用初級的淋浴拍打法，每週一～二次使用中級法。要選擇適合自己膚質的方法，不要太過勉強。

此外，使用中級法就足夠的人，只針對腳跟或手肘等特別厚的部分使用絲瓜絡，嘗試高級的方法。

如果出現發紅、發燙、或斑疹的情形，就要更換成斑疹肌膚的洗澡法。

問題肌膚的身體清潔

●斑疹肌膚

擁有斑疹肌膚的人要盡量避免使肌膚受到刺激。

使用肥皂清洗全身，但絕不能摩擦到斑疹部位。用手沾肥皂，以滑行的方式清洗。塗抹肥皂的時間，斑疹範圍狹窄者為二十秒，大範圍者則為三十秒。

沖洗時不要使用蓮蓬頭，將臉盆盛裝三十度左右的溫水，澆淋一分鐘。總之就是要輕柔、仔細的將肥皂沖淨。

●粗糙肌膚、乾燥肌膚

冬天肌膚異常乾燥，或上臂外側粗糙，形成鯊魚皮肌狀態的毛孔性角化症，可以簡易淋浴法來清洗。

首先充分將肥皂揉搓起泡，用棉的毛巾仔細清洗全身。

在沖洗時使用三十度左右的溫水，以淋浴的方式，時間為一分到一分半，這樣就可以充分沖洗掉肥皂了。

●面皰肌膚

將面皰肌膚專用皂充分揉搓起泡，敷在面皰的部位，維持數十秒，使其乾燥。接著用三十度左右的溫水沖洗掉，然後用肥皂清洗全身。

沖洗與淋浴拍打法方式相同。

積極護膚

希望擁有美麗肌膚的妳

擁有健康肌膚的人在泡澡後，身體不需要特別塗抹什麼東西。如果屬於乾性膚質，泡澡後可以塗抹美體乳液。

但是，如果想要積極擁有美麗肌膚，可以嘗試以下的積極護膚法，效果超群喔！

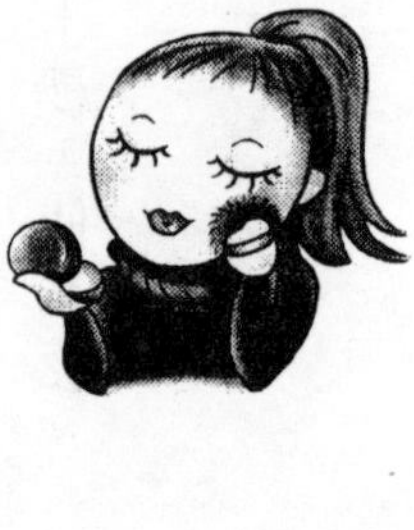

敷面膠加保鮮膜

頸部、肩膀、上臂外側、乳房、手、大腿、腳等（如果有人協助，臀部也可以包括在內）都可以進行，非常有效。

將敷面膠塗抹在按摩的部位，然後用保鮮膜包住一分鐘，每個部位按摩二分鐘，每天進行也無妨。用三十度左右的溫水，以淋浴的方式沖洗乾淨，再用毛巾拭乾。

製造光滑肌膚的去角質法

手肘、膝蓋、腳跟等皮膚較厚的部分，或特別粗糙的部分可以進行。從頸部、肩膀到手臂的外側，大腿（前側、後側、外側）、臀部等可以進行輕柔去角質法。塗抹水溶性去角質液，用保鮮膜包住一分鐘，然後用手輕柔的進行二分鐘的去角質按摩。用毛巾擦乾之後，再追加特殊效用的保鮮膜敷體法。

臀部、手肘、膝蓋等特別粗糙的部分，及面皰疤痕可以進行重手去角質法。將粗鹽、米糠等，直接塗抹在肌膚上，進行二分鐘的去角質之後，用三十度的溫水以淋浴的方式沖洗掉。

用毛巾擦乾之後，再進行特殊效用敷體法。

手肘、膝蓋、腳跟等皮膚較硬的部位，可以使用敷面膠去角質法。在泡澡時塗抹敷面膠，用保鮮膜包住一分鐘，用絲瓜絡或浮石慢慢去角質二分鐘，然後再用三十度左右的溫水，以淋浴的方式沖洗掉。用毛巾擦乾後，進行特殊效用敷體法。去角質每月只能進行一次。

手部的保養

手背最重要的就是保濕

手和脖子是最先出現老化現象的部位。最近年輕單身女郎的手部，也變得像家庭主婦一樣的粗糙。此外，過敏、日曬、勉強減肥等，會使手部乾燥，甚至手背上會出現斑點，就好像老人斑一樣。

手背和手掌的皮膚構造完全不同。手背和身體其他部位同樣有皮脂腺、汗腺及體毛，但手掌沒有皮脂腺，而且角質較厚。

手背的保養首重保濕，要注意清潔、時常按摩，以促進血液循環及新陳代謝。

預防斑點及皺紋的方法就是避免曬太陽。外出時要塗抹ＵＶ乳液（防曬乳液）或戴手套，保護手免於紫外線的傷害。尤其膚色較白的人，每二小時就要洗一次手，補擦防曬乳液。

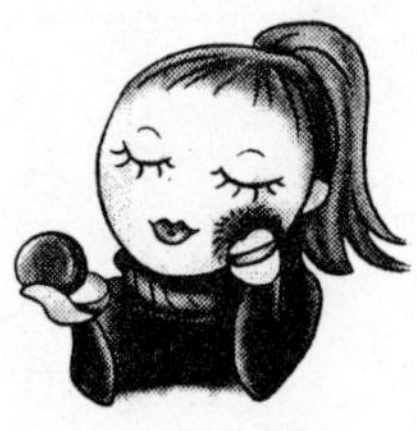

皮脂腺較少的手掌，如果天天使用洗劑，可能去除油脂而變得乾燥。一旦手變得乾燥，就不能給其太多刺激，要好好體貼它。

關於手部乾燥的清潔方法如下：

在溫水中放入大量的肥皂泡沫，把手擺在水中漂洗，絕對不要揉搓雙手。清洗時也是同樣的，要多換溫水幾次，以漂洗的方式清洗。

清潔完畢後，在手上塗一層薄薄的乳液或護手膏、抑制過敏的軟膏，再用保鮮膜包住，裹上熱毛巾，好好加以護理。

就寢前實施這種護膚法，如果能再戴上手套，隔天就能緩和症狀。

我們很容易忘記保養指縫間，這是手背、手掌兩種不同皮膚連接之處，非常的纖細。常因為洗劑、污垢或角質積存而腐爛，所以不要忘記去除污垢。

合成洗劑或洗衣精，儘可能要稀釋後再使用。在從事碰水的工作之前，要先塗乳液或護手膏。手部乾燥時，要戴上橡皮手套。拿掉橡皮手套後要記得把手沖洗乾淨。手部因為悶熱而出現斑疹現象，可能是因為過敏而引起的，因此要接受專門醫師的診斷。

腳部保養

不泡澡時必須要記得洗腳

悶熱是腳部發臭的主要原因，不過在此之前，為避免雜菌繁殖必須要保持清潔。

泡澡時，利用黃色肥皂和白色肥皂進行雙重洗淨，各進行十五秒。然後利用蓮蓬頭進行四十度與二十度溫差的水交替淋浴，各自十秒鐘，總計三次。不要忘記仔細清洗指縫之間。腳跟等較厚的角質，可以利用絲瓜絡或浮石加以輕柔的摩擦去除。嚴重的油腳，臭味又很強時，則腳跟和腳掌要塗抹去角質液，用保鮮膜包住一分鐘，再用絲瓜絡或浮石等花二分鐘輕柔的去角質。此外使用粗鹽、米糠或絲瓜絡進行重手去角質法，也能得到極高的效果。

以這樣的方式保養，能使腳底的角質逐漸變薄，氣味就會減少了。如果無法天天洗澡，在就寢前一定要洗腳，這樣就可以減輕臭味了。

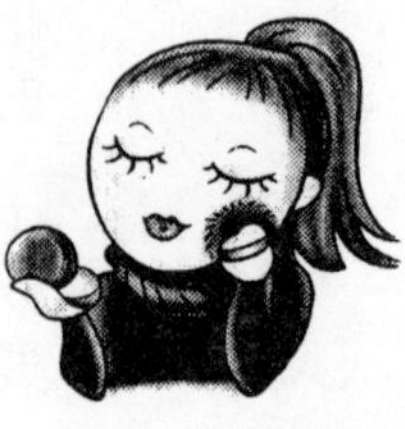

扁平足的體操

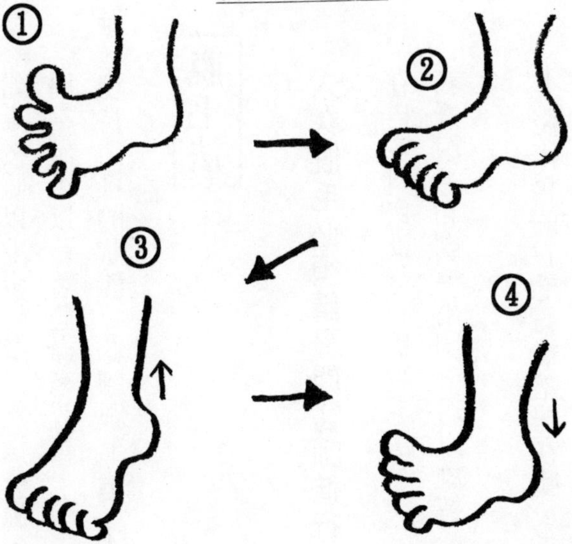

香港腳

香港腳也要進行雙重洗淨和蓮蓬頭交互浴。雙重洗淨各進行二十秒，交互淋浴進行三次。

雞眼、長繭

治療時要使用市售的專門器具，不過外行人自行處理，可能會出現削得太深，或器具不清潔，因此最好不要自行嘗試。

自宅護理可以在淋浴之後，用含有維他命A的乳霜輕輕按摩。雞眼的部位，則可塗抹市售的藥膏或貼上雞眼貼布，靜置二天再撕掉。

因為表面已經變柔軟，可以利用毛巾或絲瓜絡輕柔的擦拭。

如果按照以上步驟還是無法痊癒，則可以進行雷射手術，請專門醫師處置。

扁平足可以藉著體操來改善，踏青竹的效果也不錯。①張開腳趾，②收縮腳趾、保持這樣的狀態，③腳跟上抬，④恢復原狀，這樣就可以了。

脫毛法

永久脫毛必須請專門醫師進行

在自宅可以進行石蠟脫毛法。

石蠟脫毛和剃毛不同，可以維持較長的時間，討厭麻煩的人不妨採用。方法如下：

1. 將市售的脫毛石蠟塗抹在腿或手臂等雜毛生長處。
2. 貼上和紙。

石蠟遇熱會融化，要趁其還未變硬前，趕緊擦掉。

3. 將石蠟逆著毛髮生長方向一口氣撕下，雖然會有些疼痛，但瞬間撕下才能達到效果。

4. 撕下後，用冷毛巾冷卻發燙的皮膚，同時塗抹乳液，輕輕按摩。

手腳皮膚的汗腺與皮脂腺較少，因此較容易乾燥。如果感覺到乾燥不舒服，可以使用敷面膠、乳液或乳霜等進行保鮮膜敷體法就能改善了。

進行石蠟脫毛後，最好不要泡澡，用淋浴的方式略微沖洗即可。水溫不能刺激肌膚，大約四十度以下的溫水較好。

如果還有發燙的症狀，洗完澡後再用冰毛巾冰敷並塗抹乳液。

覺得石蠟脫毛還是很麻煩的人，可以利用永久脫毛的方法。事實上要達到永久脫毛非常困難，一定要請專門醫師進行。

永久脫毛方法有兩種，一種是使用絕緣針「絕緣針脫毛」，另一種則是最近成為話題的雷射脫毛。絕緣針脫毛是利用不會燙傷毛根周圍皮膚的硅做成的絕緣針，通電之後，燒掉每一根的毛根細胞。

波長七五五nm（毫微米＝十億分之一公尺）的雷射光選擇性吸收黑色素的效率較好，雷射脫毛原理就是利用此波長的雷射光燒掉毛根，也就是製造毛髮的組織（包根部或毛包壁、皮脂腺周圍）。雷射脫毛儘可能不傷及表皮，只是選擇性的造成毛根周圍的熱燙傷，達到使皮膚失去毛髮再生能力的目的。

其特徵是時間很短，而且對周邊組織的熱燙傷較輕微。

在美國，雷射脫毛後三個月的脫毛率為40～65％，再生毛一般而言是短毛，而且顏色較淡。因此第二次的雷射光照射，治療的時間就會大幅度縮短。

關於脫毛率方面，膚色淺而毛髮顏色黑的人，脫毛率最好；如果膚色深，但毛髮顏色卻很淺的人效率最差。因此，會因個人條件或皮膚狀態，而使效果參差不齊，各位一定要瞭解這一點。原則上不需刺針，不麻醉也可以進行。其優點就是短時間內可以集中進行短暫的治療（兩邊腋下約五分鐘，腿單側三十分鐘，比基尼線兩側三十分鐘）。

適合雷射脫毛的人，先用雷射法治療。如果用雷射法還是難以治療，則進行電氣法會較理想。

體毛的成長分為三種狀態，有實際成長的成長期、毛髮還在生長的中期成長期，以及現在雖沒有毛髮，但今後仍會生長的休止期。因此現在所見的毛髮雖然完全去除，但不久之後，休止期的毛根還會再長出毛來。

像這一類的絕緣針脫毛，必須要確認肌膚和毛根的狀態，耐心的反覆進行。這方法雖然幾乎可以除去所有雜毛，但並不表示能夠做到一根都不剩，必須要有這樣的認識。

此外，如果不特定多數的人使用同樣的針，有可能會感染到B型肝炎或愛滋病。

異位性皮膚炎

多洗臉以保持清潔是最基本的保養

異位性皮膚炎的原因和症狀因人而異，是屬於很難治療及保養的皮膚疾病。

異位性皮膚炎的成因，單單過敏原就分為以下幾種：

1. 食物性過敏原＝穀類、蛋、牛乳、肉類、魚類、貝類、甲殼類、蔬菜類、水果類、飲料類、防腐劑、人工色素、漂白劑等食品添加物。

2. 吸入性過敏原＝家塵、灰塵一公克中會發現四百～一千隻的蟎、花粉類、皮屑等表皮類、雜類、真菌類、排放廢氣、香菸等。

3. 接觸性過敏原＝金屬（耳環、項鍊、牙科用合金、胸罩鋼圈等）、化妝品、化學物質（洗劑、塗料）、陽光、衣服、植物。

4. 藥物過敏原＝鎮痛劑、降壓劑、鎮靜劑、其他。

過敏原非常多，而併發症則包括疱疹性角膜炎、異位性白內障、類固醇性白內障、異位性網膜剝離、傳染性軟屬腫、卡波濟水痘樣發疹症、傳染性膿痂症等。

究竟該如何保養這類特應性疾病呢？

首先要保持居住環境的清潔，房間每天至少要使用二～三次吸塵器，趕走家塵。而棉被、毛毯等，要經常拿出去曬。

是不耐衝擊的動物，拍打或抖動等震撼，就會使蟎立刻死亡，因此要經常拍打毛毯、枕頭、被子等，然後立刻用吸塵器吸去灰塵。

關於飲食方面，基本上要攝取均衡營養的飲食。不妨記錄飲食日誌，要盡量多攝取各種不同的食物。

食品添加物中含有組織胺等引起過敏反應的物質，吃了這些食物後，皮膚會

除去食品與代替食品

原因食物	除去的食物	代替的食物
蛋	雞蛋、其他蛋類、雞肉 蛋製的料理、加工品 （煎蛋捲、煎蛋、茶碗蒸、伊達捲、魚糕等、油炸食品的外皮、油炸粉、湯塊） 蛋製的點心 （長型蛋糕、餅乾、布丁、冰淇淋、添加砂糖的煎餅、點心麵包） 美乃滋	魚、肉、大豆、清楚知道不含有蛋的製品 不含蛋的自製點心 自製調味醬
牛乳	牛乳、奶粉、牛肉 含牛乳的飲料 （咖啡調味乳、果汁調味乳等乳類飲品、優格、乳酸菌飲料等） 添加牛乳的點心 （蛋糕、餅乾、布丁、冰淇淋、巧克力、牛奶糖、吐司麵包） 乳製品 （奶油、乳酪、乳瑪琳） 使用牛乳的料理及加工品 （焗菜、奶油燉菜、速食咖哩、湯塊）	豆乳、小魚、海藻 過敏用奶粉 健康茶等 不添加牛乳的自製點心 只用果汁做成的冰糕 不使用牛乳的日式點心 果醬、橘子醬 洋菜、葛粉 過敏用的奶粉可以加以利用 *使用過敏用的奶粉一定要依照醫師的指示
大豆	大豆、毛豆 大豆加工品 (豆腐、納豆、油豆腐、青菜、絲油豆腐、豆腐渣、黃豆、味噌、醬油) 豆乳 大豆油 （市售的大豆油） 使用大豆油的料理、加工品 （油炸食品、洋芋片、油炸甜點） 其他豆類 （小紅豆、花生、豆芽菜、四季豆、豌豆、可可、咖啡）	清楚確認食品中不含有大豆或大豆油，及蛋、魚、肉類 過敏用奶粉 經檢定不含大豆成分的油 如果要作餡類，要選用芋頭餡或南瓜餡

發癢、起疹子，因此，常會讓人誤以為這種食品是過敏原。但是假性過敏原的食物不必完全去除，而含有很多假性過敏原的食物包括菠菜、番茄、茄子、西洋芹、蕎麥、豬肉、牛肉、乳酪、葡萄酒、花枝、蟹、蝦、清涼飲料、巧克力、火腿等。

至於必須完全避免的食物有：

1. 在吃完三十分鐘以內，嘴唇發麻、腫脹。
2. 形成大量蕁麻疹。
3. 濕疹急速惡化。
4. 出現腹痛、下痢、嘔吐、血便等消化症狀。
5. 血壓降低、頻脈、頭暈、心悸等強烈全身症狀，或氣喘、喘鳴的現象。

如果出現這類的情形，一定要接受專門醫師的診斷。其他例子只要避免攝取過多，就不必太擔心了。

自我催眠法

放鬆體力完全放輕鬆

快食、快便、快眠是美容和健康的基本要素。

現代的社會高度機械化，使得生活在這種社會中的人，經常處於強烈競爭之下，因此不少人有失眠或淺眠的煩惱。想要身體健康，就要養成快眠的習慣，在此為各位介紹自我催眠法，一日一次，在睡前實行較好。

第一階段，上床後慢慢深呼吸，一、二、吸氣，三、四、吐氣。

用力握緊拳頭，再放鬆全身力量。接著，在腦海中想著「放鬆眼睛周圍的力量」，反覆默唸三次。感覺到眼睛周圍的力量放鬆之後，依序由上往下默唸「嘴巴周圍」、「頸部」、「肩部」、「手腕」、「手指」、「腰」、「膝蓋」、「腳脖子」，練習放鬆全身的力量。

掌握放鬆要領之後，接著進入第二階段的「沈重」練習。「放鬆眼睛周圍」

的力量之後，心中默唸「眼睛沈重」；放鬆「嘴巴周圍」力量之後，心中默唸「嘴巴周圍沈重」。

第三階段則是「溫暖」練習。放鬆全身力量，感覺身體溫暖之後，進行「集中一點」練習。

首先試著感覺「手指沈重、手指溫暖」，接著依序是肩膀、頸部、嘴、眼睛，逐漸往上移。

所謂「集中一點」就是下意識讓血液流到某部分的皮膚，具有美容和催眠的效果，能夠使這部分的皮膚充滿彈性。

自我催眠法，每階段只要進行三分鐘就足夠了。如果過了三分鐘還不順利，休息二、三分鐘後，再嘗試一次。若持續進行太久，會感到很疲勞，因此絕對不要超過十五分鐘以上。

自我催眠法的重點在於放鬆整個身體的力量。放鬆全身後，將精神集中於身體上的一點，就能消除其他部位所承受到的精神緊張。

第3章 擁有更豐富的人生

第四醫學、美容整型外科所產生的效果

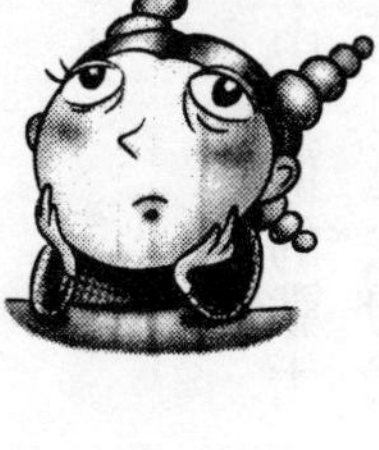

第四醫學、美容整型外科

醫學是為了使人類的生活更豐富、更健康而發展出來的。

以希波克拉提斯為始祖的西方醫學，其最初目的是為了將戰爭中受傷的戰士或希臘市民從疾病或受傷的痛苦中解放出來，為了治癒他們的疾病而誕生的。西方醫學可以說是一種保護生命的醫學，也就是所謂的第一醫學、治療醫學。十九～二十一世紀，在顯微鏡發明的同時，巴斯德、柯赫所代表的細菌學，有了驚人的發展。因此，發展出避免人類疾病的預防醫學，也就是第二醫學。

到了這個階段，人類的文明、文化生活對於預防及治療疾病有了顯著的進步發展。疾病本身的治療法，已經細分到了分子和基因階段，人類的身體結構也如同電腦零件一樣，被研究的十分透徹。但是，進化之後所帶來各項偏差，使我們忘記了人體是一種生命能量的統合體。為了矯正這種現代醫學的偏差，與前二者觀點完全不同的第三醫學就此誕生。

第三醫學隨著社會和科學技術的發展，探討第一、第二醫學無法涵蓋的醫學領域的必要性。例如，堪稱尖端科技技術象徵，解決宇宙飛行無重力狀態問題的「航空宇宙醫學」，及研究環境污染對人體造成不良影響的「環境污染醫學」，還有讓運動獲得更大快樂的「運動醫學」，這些全都歸類為第三醫學。

接下來，要為各位說明的牙齒保養，或專業護膚的美容醫學屬第四醫學。第四醫學是徹底尊重個性或個體的醫學，目的在於幫助人類過著更豐富、更舒適的生活，實現自我的生命意義。涵蓋從日常肌膚保養、美容整型外科的美容醫學，其最大的目的就是幫助人類獲得更美好的人生。因此廣泛說來，第四醫學也應該包括保健醫學及療養醫學在內。

美容整型外科不只是治療痛苦和傷口，或除去疤痕，改善肌膚傷口的問題，創造更具個性的美麗，才是最終的目的。因此，美容整型外科的範圍並不僅止於美容醫學而已，而是一種部份就是全體，全體就是部分的概念。除了一般外科之外，還包括內科、口腔科、眼科、耳鼻喉科、皮膚科、泌尿科等，可說是涵蓋所有醫療範圍，日日追求統合的更高次元新治療法。

人會進行美的進化，對美擁有期待和夢想。美容整型外科就是為了幫助美的進化而生，可以使人變得比現在更美，活得更有意義。給予實質的幫助和建議，讓妳擁有更充滿自信的人生，這就是第四醫學存在的理由。

牙齒保養

光是日常的刷牙還不夠

在此所指的刷牙，必須要配合牙齒的排列及口中補綴物，實行起來並不容易。平常在家中的刷牙，無法達到百分之百的效果。因此，有的診所針對配戴矯正裝置的牙齒及周邊牙縫間，使用機器噴出的粉末加以去除頑固的齒垢、茶漬、菸垢等。

如果放任齒垢不管，最後就會演變成牙結石。牙齒與牙齦間會附著齒垢，就算拼命刷牙也無法去除。這類牙結石必須運用專門的機器加以治療，同時可以一併進行使牙齦保持健康的按摩。

骯髒的牙齒常常成為口臭的原因，要保持牙齒的美觀和機能，當然必須預防牙周病、蛀牙、口臭等問題。同時要積極創造美麗的嘴唇，並進行定期的健康檢查以維護。

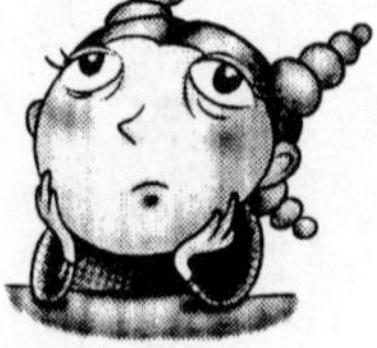

植牙

牙齒從根部開始消失的情形，原本必須削除兩側的牙齒，建立齒橋加以補綴。但如果無法形成齒橋，或不願意削除兩側的牙齒時，就可以考慮安裝假牙。不論是齒橋或假牙，剛裝上去時一定會不太舒服，嘴唇的活動也會變得不自然。為了改善以上的缺點，發展出劃時代的最新補綴技術——植牙。植牙是瑞典的耶提波里大學醫學院的布洛尼馬克教授所開發出來的，自一九六五年進行臨床實驗，直到今天為止，一直獲得極高的成功率。

植牙的方法是在牙齒掉落的顎骨埋入純鈦製的人工齒根，上方再埋入人工齒。利用植牙的技術，能使裝假牙的異物感，或不穩定的狀態一掃而空。即使安裝硬的東西，也覺得很舒適。不論男女，沒有牙齒或牙齒鬆動，對精神生活都會造成極大的壓力，不妨嘗試植牙這種方法。

齒列矯正、外科矯正

齒列矯正不光單純的使齒列整齊而已，同時對臉部下方的美觀也有極大的影響。當然效果不只如此，咀嚼、說話、笑等口腔周邊的機能都能加以改善。

「我是暴牙，從小就很討厭暴牙！」

二十四歲的Y小姐在笑的時候，會不禁用手來遮住嘴，有著嚴重的自卑感。以往她並沒有接受看起來不美觀的齒列矯正，在長久煩惱之後，接受了齒列矯正治療。她說：「當初就應該接受這樣的齒列治療。陶瓷的裝置不會這麼明顯，不必在意他人的眼光，而擁有美麗的齒列。真應該早一點接受矯正治療才對！現在感到有點後悔！」

最新的齒列矯正法，即使成人也能得到很大的改善。陶瓷的裝置，安裝在牙齒的內側，與以往的裝置相比，不太明顯。

齒列矯正在幼年進行較有效。年輕時有美麗齒列的人也不能掉以輕心，中年以後，仍可能會有牙齒縫隙變大、或牙齒排列不整齊的煩惱。想要在短時間內擁有美麗的齒列，除了齒列矯正，還必須配合外科矯正。

尤其一般人非常在意的暴牙、下唇突出，可以利用最新的外科矯正專用電腦進行正確分析，變成具有知性與個性的嘴。

齒列矯正與外科矯正能夠創造出美麗的齒列。根據研究發現，口腔狀態會對頭痛、肩膀酸痛、肥胖、糖尿病、身體健康造成影響。只要能使牙齒咬合，就能改善這些症狀。事實上，顎骨開閉的中心並不是在顎關節，而是在枕部下方與頸骨和顱骨連接的部分。

咬合不良時，會持續出現頸椎的挪移、頸部肌肉緊張、身體出現各種失調的情形。矯正牙齒能去除肌肉緊張，進而改善各種症狀。

薄片瓷牙膠合法

薄片瓷牙膠合法原本是為了改善好萊塢明星前齒而開發出來的。發黃、斷裂、過小的牙齒都能變得潔白、光輝，如珍珠顆粒一樣美麗，感覺不像人工創造出來的，而有一種自然的美。萬一瓷片脫落，也能夠再輕易的製造出來。薄片瓷牙膠合法只要一天的療程就能使牙齒潔白美麗。

矯正治療則具有個別差異，要一邊進行微妙的咬合調整，一邊改善，大約要花上一年半到兩年來進行。齒列矯正需要花較長的時間，如果有醫生向妳保證立刻見效，反而更危險。因此矯正醫師和整型外科醫師緊密的配合，共同進行治療是非常重要的。

乳房

將下半身多餘的脂肪注入乳房，具有一石二鳥效果

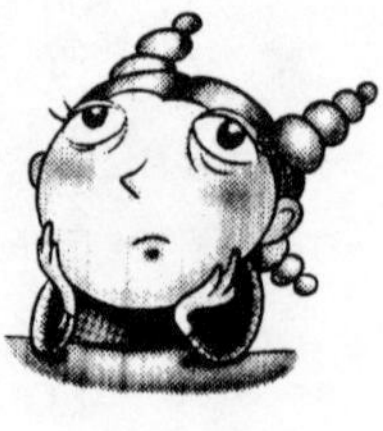

豐滿的乳房，不僅讓人聯想起米羅的維納斯像，美麗、豐滿的乳房也是女性美與母性永遠的象徵。高貴美麗的感覺，結合最新醫療技術的整型，能使妳擁有理想形狀與大小的美麗乳房。

凹陷乳房

乳頭的凹陷是因為乳頭正下方肌性纖維與彈性纖維的彈性消失，使乳頭無法充分隆起。可以利用最新的技術，將乳管損傷降到最低的程度，能完全改善這種狀況。

隆乳

可以使用生理食鹽水包法和脂肪注入法。全世界大約有二百萬人利用矽膠隆

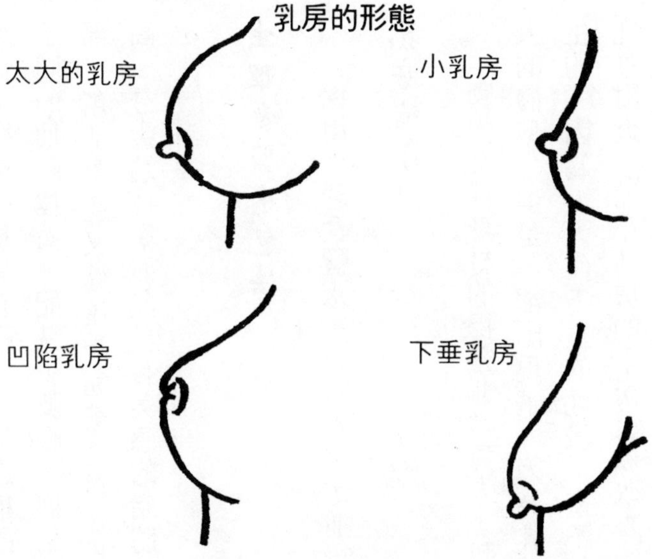

乳。但是，手術後會出現很多後遺症，包括「胸部形狀改變」、「胸部出現硬塊」、「有異物反應」等。

目前，有的診所不再使用假體填充，而開發出能夠調整乳房形狀的劃時代新技術——脂肪注入法。

脂肪注入法

脂肪注入法對於「胸部較小且下半身肥胖型」的女性最適合，既能豐胸，又能使臀部及大腿苗條，具有一石二鳥的效果。

下半身肥胖是因女性荷爾蒙分泌失調所造成的，所以想要利用減肥來改善非常困難。在歐美要解決這類型女性的煩惱，採用的是具有雕刻外科之稱的抽脂法。有的診所則是依身體部位而使用不同的抽脂技術，能減少腫脹、抑制疼痛，有效抽出無用的脂肪，將其移到胸部，創造美麗又健康的完美乳房。具有高超的技術，先進的設備，安全性極高。最尖端技術而又具有美感的脂肪注入法，可以說是所有擁有乳房自卑感的女性的福音。

生理食鹽水包法

採用生理食鹽水，非常安全，並得到美國FDA的正式許可。

乳房縮小

國內女性身材的提升非常驚人，腿長、腰的位置、臀部緊繃，幾乎接近西歐人的體型。但是，卻出現了「因為乳房太大而煩惱」的情形，這是從前不曾發生的。因為太大而下垂的乳房，還不如小而尖挺的乳房來得美。可以進行切開乳暈附近，縮小乳房的手術，以改善過大乳房的困擾。

乳房縮小術基本上和治療乳房下垂的方法相同，只不過依照乳房大小及下垂程度的不同，切開線的長度及設計亦有不同。必須要和專業醫師充分討論，直到完全接受、達成共識為止。

雙眼皮

不使用手術而採埋沒法，實現自然的眼部表情

因為擁有雙眼皮，而使眼睛變得更大、臉部表情也較開朗、豐富。但不可以忘記，雙眼皮手術真正的目的並非為了擴大雙眼皮的寬度，而是為了使眼睛部位看起來更大，將臉部的魅力點帶到眼睛，使表情變得更開朗並具有魅力，而產生這種技術。

以此為宗旨，開發出與以往切開術不同的埋沒法。埋沒法不使用手術，而是將眼瞼皮膚的內側，用細小的線縫出雙眼皮。

「不論是誰，天生都有雙眼皮。」

這種獨創的想法而誕生的技術，藉由更豐富經驗的磨練，發現最適合個人、

最自然的雙眼皮線條，使用四種獨特的檢查方法，進行充滿美感的仔細設計，向您建議最生動自然的眼部表情。

眼瞼下垂的人可能會有頭痛、肩膀痠痛的現象，這些人在看東西時：

①眼瞼常常必須要往上抬，導致眼睛深處疼痛。②額頭和枕部的肌肉使眉毛往上提，形成肌肉緊張、頭痛。③下眼瞼下降、下顎往上抬，引起頸部肌肉緊張，造成肩膀肌肉痠痛。

雙眼皮的改善重點

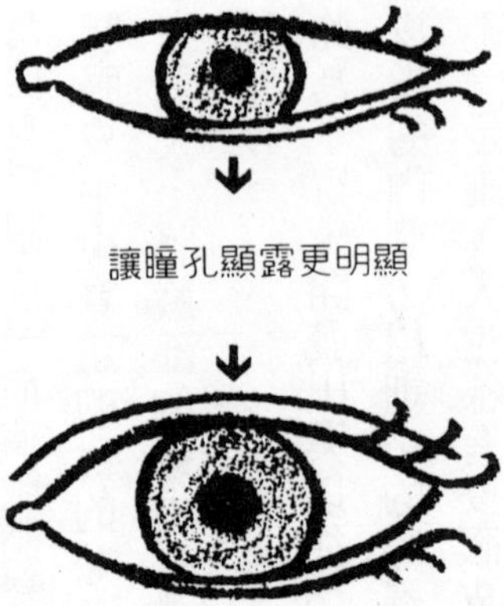

改善方法是切開部份眼瞼，再重新縫合，並往上提。三成多的患者頭痛、肩痛的現象消失了。當然，單眼皮的人也可能會引起這種症狀。

以往的技法製造出來的雙眼皮不是太寬，就是上眼瞼凹陷或留下疤痕，因此使眼部表情變得毫無個性可言，好像洋娃娃一樣。眼睛需要自然的神情，埋沒法終止以往技術上的缺點，是最新尖端技術。

蒙古皺襞

引出原有眼睛大小的獨特技巧

過度發達的眼頭皺襞只有東北亞人才有，兩眼間的距離過度張開，看起來好似比目魚臉，不免給人陰險狡詐的印象。要去除這類印象，唯有從加強眼睛的寬度來著手。方法與改善雙眼皮的原理相同，並非使用疤痕明顯的切開法，而是運用獨特的技巧，引出原有眼睛的大小，產生極大的效果。

脫脂

擁有明亮清新的眼睛

腫脹的眼瞼感覺像沒睡醒似的，光靠眼部彩妝是無法隱藏的。妝化得越濃，看起來越不清爽，可說是這類型眼瞼的專利煩惱。其原因是形成雙眼皮的肌肉上方的特殊脂肪或皮下脂肪量太多所造成的，若想改善成清爽、明亮的眼睛，只要去除一部分脂肪就可以了。如果不小心去除太多，則可能造成眼瞼凹陷，反而給人老態的印象。

鼻

數百種獨特的設計

艾德蒙・羅丹的戲曲『西拉諾・德・貝朱拉克』，闡述了擁有巨大鼻子而放棄愛情的騎士西拉諾的悲傷戀愛故事。不論古今中外，作家、詩人都會以鼻子為題材，寫下不朽的名著。而人的五官當中，鼻子的確是相當明顯的部位。

「短鼻」、「粗鼻」、「段鼻」、「鷹勾鼻」等，不光是「塌」而已，關於女性鼻子的煩惱實在不少。原則上不要使用不自然又危險的假體，而從組織運用珍貴、豐富的技巧，克服會移動、變形、看起來硬梆梆又冷冰冰、無法製造表情、不自然的假體法的缺點，藉此來修正鼻子。

修飾完全之後，朋友甚至會說「妳是不是改變化妝了？」「是不是變瘦了？」從這些細小變化到美麗均衡的高鼻子，都可以自由自在的運用，讓鼻子的煩惱從此只發生在小說或戲曲中而已。

去除假體

難以言喻的不安及煩惱全部解決

許多愛美的女性為了使自己變得更美，或改善乳房形狀，大都利用假體進行整型的手術。但手術後卻引發出各種問題如下：

（額）骨的一部分融化凹陷，偶爾假體會進入骨中，引起化膿。

（太陽穴）假體在骨上，骨稍微凹陷，進入肌肉中，假體移動、深入內部，引起部分肌肉萎縮。

（鼻）皮膚變薄，有時假體會穿透皮膚。

（顴骨）假體稍微壓迫，顴骨反而會凹陷。
（下巴）骨被假體吸收，形成一部分凹陷。
（乳房）乳房可能會變形，失去原有的觸感，留下硬塊、皮膚變薄，假體穿破乳房。

女性的美是非常細緻的，不是光加上假體，就能製造女性天生纖細的線條或形狀。此外，就算如妳所願，但植入假體會使周邊的組織融化萎縮，無法維持立體的形狀。同時為了排除假體而產生的反應，還是無法保持美麗線條的。

為了修正這些缺點，必須先去除假體或注入的異物，然後利用抽脂法加以修正。其實，注入假體帶來的不安和煩惱，是立刻就能獲得解決的。

打鼾

起因於局部的打鼾不需住院

我們通常是用鼻子吸氣，用嘴巴呼氣，調整吸氣、呼氣的氣流，使呼吸道不至於阻塞的就是懸雍垂，而懸雍垂周圍的軟腭老化鬆弛所引起的現象就是打鼾。

打鼾就是鼻咽腔狹窄空氣的氣流抵抗激烈時所引起的原因，包括鼻中膈彎曲症、過敏性鼻炎、鼻蓄膿症、咽頭扁桃肥大、腭扁桃肥大等局部造成的，或者是全身性肥胖（尤其頸部周圍的肥胖）、下顎不發達、舌頭較大、壓力、酒精依賴症等全身精神要因也會引起打鼾。

治療法以往是採用後腭及懸雍垂切除法，和咽頭腔擴張術、軟腭形成術等，而現在對於局部打鼾則利用最新技術雷射法，切開五～十公釐的後腭弓，成功的擴張鼻咽腔內，以往需要住院七～十天，而現在則完全不需要住院，而且出血量極少，手術當天就可以出院，而手術時間更是只有十～十五分鐘而已。

耳

改善立耳是時代的潮流

從正面看臉部，耳朵非常明顯的人就是所謂的立耳，耳朵豎立，就像是惡魔的耳朵一般，立耳是先天造成的，西方人在幼年時利用整型手術使之改善的例子很多，不過這在國內就不多見了。

立耳的狀態，只有耳朵看起來特別明顯，尤其是兒童或臉小的女性，更會給人異樣的印象。

改正的方法很簡單，只要從耳後切開，割開一部分的軟骨，將直立的耳朵修正成平貼的狀態就可以了。立耳的改善應該算是時代的潮流吧！

抽脂法

仔細的設計、精密的手術

隨著時代不斷進步，美容整型在進行「抽脂法」之前，對於臀部的鬆弛或局部的肥胖，採用的是切除皮膚或脂肪的方法，但這方法會留下明顯的疤痕，而且手術時間很長。約二十年前，美國及法國開發「抽脂法」。最初會出現皮膚凹凸不平、乾燥、嚴重皮下出血、手術後強烈疼痛，但是經過多年臨床經驗

臀部、腰部的抽脂例

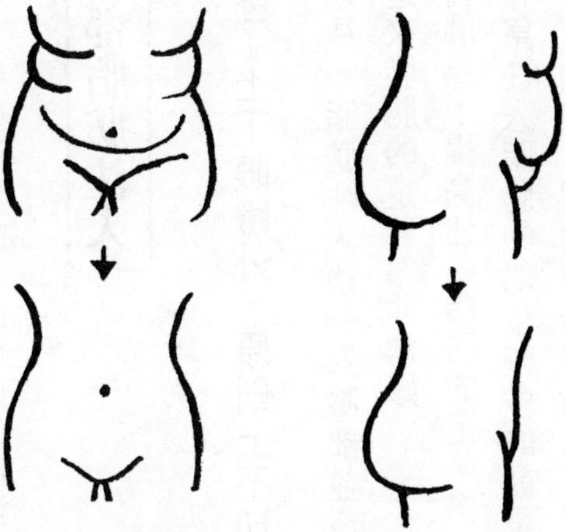

後，開發了脂肪柔軟劑，並且提升了麻醉法與抽脂技術，改善了以往的缺點，目前已經有了成熟的技術。

除了這些最新醫療技術外，醫師也會考慮患者本身的體型，從皮下脂肪的哪一層（淺、中、深入）開始抽脂較好？會經過仔細的設計，精密的進行抽脂。

此外，脂肪柔軟劑，不僅能有效抽脂，而且也具有篩選想抽脂的脂肪層及想保留的脂肪層的效果，極力避免出血和腫脹。

抽脂法可以配合自己的時間表，不需要住院就可進行，這就是「當天來回法」，或想瘦的部分可以先住院一天加以改善的「住院法」。前者可以使小腿肚、腳脖子、大腿等部位變細，而「住院法」則要利用全身麻醉或是硬膜外麻醉，包括臀部、大腿、小腿肚等，希望整體減重的人，可以使用這種手術法。

臉部脂肪注入

除了上下眼瞼外，原則上不切開

以往「脂肪注入法」對臉部並沒有很大的效果，但是隨著研究及技術的累積，近來脂肪的定著率非常好。

醫師為了提高注入脂肪的定著率，仔細進行注入，同時施行獨特的改善法，目前希望注入脂肪的部位較多的就是上眼瞼、人中、顴部、額頭、下眼瞼、太陽穴、魚尾紋、嘴唇周圍等部位。而此改善法所用的脂肪是抽取自側腹部和臀部，在注入時，除了上下眼瞼，原則上是不作切開手術的。

最近，二十五歲左右的年輕女性，為了改善皺紋而到醫院求診。此外，進行消除面皰疤痕（表皮剝奪術）之後，在最後修飾時，希望注入脂肪的人也增加了。

輪廓

創造高度技術與美感

目前掀起了小臉蛋的旋風，大臉的人已經不符合時代潮流了，大臉似乎遠離了美女的基準。

但請各位等等，人臉部大小到底是由何者決定的呢？一些被稱為小臉蛋的人與被稱為大臉蛋的人相比，臉部的寬度可能只差了幾公分，甚至幾公釐而已，我們似乎是以下巴凸出、凹凸不平的輪廓，來決定一個人臉部的大小。

所以，不要認為臉的大小是天生注定而因此放棄，只要稍微調整一下重點，不論是誰，都能擁有均勻的小臉蛋的。

對於想要創造小臉蛋、修飾臉部的輪廓，必須找有多年經驗的專門診所，進行如下的各種美容整型。

- 使大臉變小。
- 凹凸不平、左右不對稱、扭曲的臉，希望調整成慈祥的臉。
- 希望下巴腫脹的臉能夠緊縮。
- 用化妝或髮型都無法掩飾的長年煩惱。
- 「下顎和臉頰」、「臉頰與顴骨」、「顴骨與額頭」、「額頭與太陽穴」、「下顎與下唇凸出」、「下顎與暴牙」等等。臉部的煩惱因人而異，但是不要緊，改善法只要調整骨骼，依部位進行抽脂或注入脂肪就可以了。

針對各部位實施以下的改善法：

（額、眉上部）

- 凹凸不平或後退的額頭（凹陷部分注入脂肪或移植骨膜）。
- 凸出的眉上部隆起等（削去骨頭或切除骨膜）。
- 額頭太寬、不整齊的髮際線（植髮或切除頭皮）。

（凹陷的太陽穴或眼球突出）

- 凹陷的太陽穴只要注入脂肪就可以改善。

・年輕時不太明顯的眼球凸出。

（顴骨）

・削除朝側面延伸的顴骨，使臉部看起來更小。

・凸出的顴骨（三種形態的仔細改善）。

前方部分的凸出。

前方與側面交界處的凸出。

側面（鬢角周圍）的凸出。

・同時改善臉頰的鬆弛。

（臉頰）

調整讓人個性頑固的臉頰，給人慈祥溫柔的印象！

・將強烈擴張的臉頰部分的骨頭仔細加以調整，略微改善，不光是臉頰的部分，連其周圍的下顎骨也廣泛的加以改善，進行五階段的步驟。

（顎）

調整顎，給人清爽的印象！

・後退、垂直、突出、左右不對稱、長顎、短顎（切除或削除顎骨，利用軟骨或是筋膜、骨膜、脂肪移植等來改善）。

恢復青春

仔細進行小切開，搭配組合創造生動的表情

以往切開大量皮膚的恢復青春法，手術前後真的是判若兩人，恢復年輕。

恢復青春的目標是達成了，手術後削除了皺紋和鬆弛，乍看之下真的恢復年輕了！

但是，手術後會留下醜陋的疤痕，缺乏原有自然生動的表情，變成一張人工、沒有個性的臉，這也是事實。

為了改善以往的缺點，開發了劃時代的拉皮法，非常仔細的從以往的方法當中，向前跨出一大步。最新技術擁有一百種以上的變化，仔細進行小切開，小心謹慎的搭配組合，能拉平皺紋，修復控制表情的鬆弛肌肉，和增加筋膜的彈性，重新拾回生動年輕的表情，使整張臉感覺輪廓清新、緊繃。

最新拉皮切開法

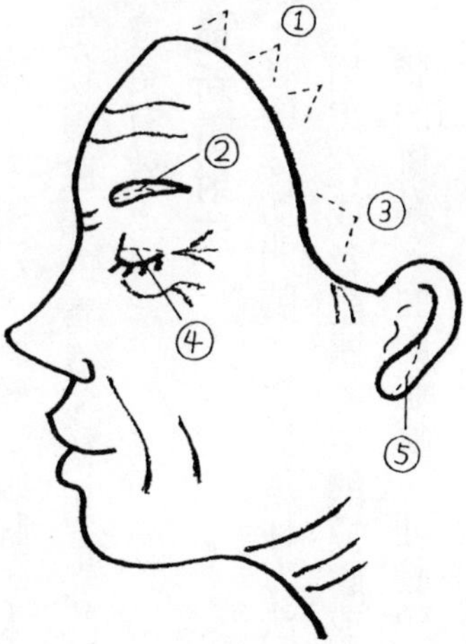

以往拉皮切開法

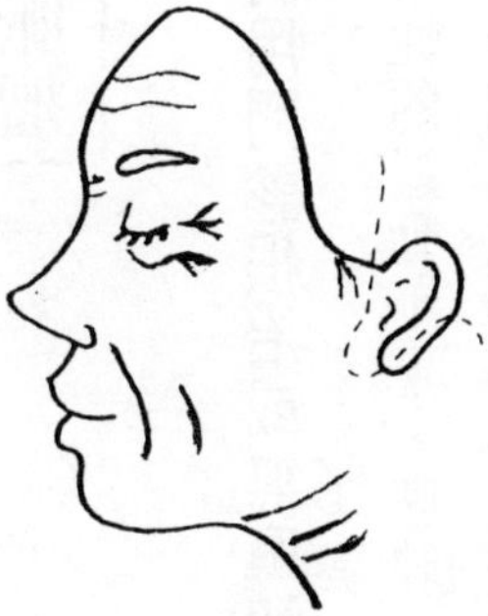

①額、眉全部 ②眉間、鼻根③眉外側、太陽穴、魚尾紋、下眼瞼、臉頰、人中 ④上眼瞼⑤顎部、頸部

(額、眉、太陽穴)

・首先要改善在眉下、額頭、太陽穴所形成的深紋。

(眉間、鼻根、眼瞼、臉頰)

・看起來比實際年齡更老，或被認為是神經質、貧窮相，給人不良印象的臉部中心皺紋與鬆弛臉頰的改善

(口唇、顎、頸部)

・使看起來鬆垮垮的下半部臉緊縮。

臉部抽脂

・依部位的不同，使用最尖端的抽脂技巧。

(臉頰～人中、顎、雙下巴等都有效)

臉部脂肪注入

・額、太陽穴、臉頰、眼瞼、人中、顎的陷凹及薄唇，擁有自然美的輪廓！為恢復臉部的青春，使用最新的拉皮法，合併抽脂法、脂肪注入法一同進行，會更有效。

最新雷射法

・真的要切開嗎？對於這種方法感到懷疑的人的小皺紋（額、眉間、鼻、眼瞼），用現在成為話題的果酸換膚或簡易雷射就可以改善。

・臉的斑點、面皰疤痕、紅臉頰、酒糟鼻可以利用果酸這種最新的化學剝皮法加以改善。

靜脈瘤

利用門診根治或無麻醉硬化療法

慢性的運動不足、肥胖、長年穿高跟鞋或不合腳的鞋子，會造成腿部靜脈瘤。長時間站立的護士、空服員、理髮師、美容師、廚師等，因為職業病的關係而出現靜脈瘤。

靜脈瘤在歐美成人女性的發生率約百分之二十，若包括小靜脈瘤在內，在三十歲女性中約有百分之六十的人罹患。

隨著生活形態的西歐化，國內女性的發生率，尤其三十～四十歲層的女性，已經逐步接近這個數字，腿部發生靜脈瘤的構造是：

1. 大腿和小腿皮下表在靜脈的靜脈瓣無法發揮機能，引起靜脈擴張和靜脈蛇行，而出現靜脈瘤。

2. 深部靜脈形成血栓，因此通往表在靜脈的血液循環形成分流管，引起靜脈擴張和靜脈蛇行。

這些靜脈瘤發生時，會覺得腿部倦怠、疲勞、疼痛、容易抽筋，在就寢時可能會出現小腿肚抽筋等症狀，如果放任不管，則會引起濕疹及葡萄球菌等細菌感染，產生色素沉澱、皮膚糜爛、潰瘍、出血、皮下血腫、血栓性靜脈炎（深部靜脈血栓，脫落阻塞靜脈瘤，而引起肺梗塞，最糟糕的情況可能會導致死亡）等問題。

以往治療這種靜脈瘤的手術是切開腹股溝部取出靜脈瘤，但此手術疤痕較大，而且手術後的腫脹及疼痛非常強烈。目前，有的診所採用不需要住院，只進行局部麻醉，即可充分治療的門診根治法（大約一小時左右），或是運用無麻醉的方式進行的硬化療法（一個部位二十分鐘左右），疤痕較小，而硬化療法也得到患者的歡迎。最近的硬化療法也嘗試利用雷射方式加以改善，不需要打針，可減輕患者的心理負擔。

嵌甲

用苯酚藥物處理母細胞，手術當天就可以穿涼鞋步行

嵌甲是指指甲埋入皮膚當中，指甲周圍腫脹化膿的狀態。大多發生在腳的拇趾，原因包括遺傳、指甲太短、穿鞋及站立工作等。

基本上利用小手術拔掉陷入的指甲，接著再用苯酚藥物處理造成陷入原因的指甲母細胞，而復發的可能性與外科治療嵌甲這種手術相比，可說是非常的低，手術當天就可以穿著涼鞋步行，隔天就可以淋浴了。

外翻拇趾

併用骨切開術及關節形成術

多半為先天遺傳，或因為老化而韌帶鬆弛、穿錯鞋子、不正確的步行習慣等後天因素，造成腳部疼痛及變形的症狀。預防方法就是盡量少穿高跟鞋、尖頭鞋、腳底可以墊一個墊子，同時還要強化腿的肌力，踏青竹、腳尖站立、腳趾屈伸與開閉的伸展運動都不錯。

治療首先要配戴軟性腳底板或拱形支撐架等器具，觀察三～六個月，此種器具療法具有緩和疼痛的效果，但無法改善變形。

要改善變形所帶來的疼痛，首先要藉助外科療法的手術。併用骨切開術及關節形成術，其方法為：

1. 切開骨之後，埋入板子固定。
2. 手術結束後一週內，腳底部打石膏固定。

3. 手術後，利用石膏固定腳底部八週，在手術後二～五週內，步行時需要以柺杖支撐。

植毛

看起來非常自然的單一植毛法

男性的少年禿頭和男女的脫毛症，可能是遺傳或壓力、食物嗜好、慢性的睡眠不足、頭皮清潔不佳、悶熱、斑疹、過度疲勞等紊亂的生活習慣所造成的。

以往的植毛法缺點在於無法進行大範圍的植毛，而且額頭會留下明顯的疤痕。

・將頭部的毛髮移植到禿頭部位（有莖植毛）。

沒有辦法廣泛的進行，移植時可能會因為過濃密而有不自然的感覺。

・結合五根左右，像插秧似的移植到禿頭的部分（打孔式植毛）。

植毛後立刻就可以注意到，看起來十分不自然。

為解除這些缺點，可將以往的植毛法改善為單一植毛法，這方法能使腫痛情況較少、疤痕較不明顯，而且仔細的順著毛生長方向、密度、角度等，一根根植毛，使手術後的外觀看起來非常自然。手術後利用繃帶固定的部位較少，也減輕患者的精神負擔。

可以植毛的部位包括整個頭部、太寬的額頭、眉毛、睫毛、陰毛等，基本上是使用頭髮來植毛（植睫毛則是採用鼻毛）。

專業護膚

創造健康的皮膚

必須由專業的醫師進行最尖端技術的專業護膚。

一年四季，或每個月的肌膚變化，有時連自己都很難掌握，但是變化有時很激烈，原本適用的基礎保養品，可能變得完全無法使用。

在進行護膚時，如果出現斑點、皺紋、面皰、異位性皮膚炎時，光靠外行人的判斷可能使症狀更為嚴重，因此必須要注意這些特別的問題。

如果不瞭解肌膚的狀態，就無法使用正確的化妝品。但是要檢查肌膚狀態並不容易。由專門醫師診斷肌膚、配合狀況，給予適當的保養和建議比較好。

當然美容沙龍同樣會進行，但美容師只用機械來診斷，不過，肌膚是活的，專業的醫師會用視診、觸診，配合儀器，掌握肌膚狀態。專家用手來檢查患者的肌膚，這一點是非常重要的步驟。

通常只要一個月看一次門診，半年的時間，就能調整肌膚的狀態，持續保持健康的肌膚。

專業護膚的基本原則就是製造皮膚。好好的使用洗面乳、好好的卸妝、好好的洗臉，大家往往會忽略這樣的基礎步驟。因此包括在自宅的保養指導在內，會進行護膚治療。

此外，專業護膚也會重視患者的自然治癒力，光靠外界治療肌膚的效果畢竟有限，還是必須配合內在的健康才行，因此，也會一併進行飲食指導或運動指導。

面皰

D化妝水與E化妝水合用能得到很好的效果

診所進行的面皰治療包括日常生活指導、診所的施術、投藥這三方面。面皰的成因先前已敘述過，會併發過敏性與細菌性發炎。關鍵在於壓力、作息不規律、飲食不當、內分泌失調、化妝品的誤用等。因為這些原因造成表皮的角質化不全、皮脂的停滯、細菌造成污染或過敏性發炎症狀混合而形成面皰。

此外，容易形成面皰的體質（膚質）則由遺傳要因決定。因此，要改善體質以根治面皰不是一朝一夕就能辦到的，至少需三～六個月，持續性的治療，仔細觀察其成果，這一點非常重要。

面皰的治療，以改善體質為目的，會使用針灸或中藥等中醫療法。同時在診所利用診察進行投藥，光用投藥的治療會對腎臟及肝臟造成極大的負擔，也可能造成人體依賴藥物的後遺症，因此投藥以三週為上限，取而代之的為面皰皮膚專用的D化妝水，以及最近新研究出的E化妝水，巧妙的加以併用，可提升治療效果。

面皰疤痕

利用J化妝水來改善表皮粗糙

面皰疤痕包括紅色疤痕或色素沉澱、凹凸不平、異位性粉瘤（封閉在真皮內深處的疤痕組織內的皮脂或上皮樣組織的硬塊）等各種形態。

色素沉澱的部分，利用凝膠敷面，然後進行輕微的按摩，利用P化妝水等在家中進行保養。此外，也可利用護膚法加以改善。最大的問題在於凹凸不平及異位性粉瘤。

面皰疤痕凹凸不平是因為化膿組織脆弱的面皰和發紅的丘疹時期，用手指擠壓，使正常組織遭到破壞的結果。凹凸的面皰疤痕，可將工業用的鑽石塗抹在表面，再仔細的磨平皮膚，使其平坦。但是這種方法並不適用於很深的凹洞，這時必須利用脂肪注入法加以改善。表層較淺的疤痕可以利用雷射技術加以去除，而粗糙的表皮可以利用化妝水來改善。

斑點

雷射加上服藥、使用果酸也有效

雷射療法或是（P＋I）化妝水保養。首先是（P＋I）進行六個月以上。如果是頑固難治的色素沈澱，可以使用雷射法。

每天在自宅使用果酸塗抹皮膚表面的小細紋或斑點上。果酸的效用可以淡化斑點、皺紋、紅臉頰、酒糟鼻、面皰疤痕、妊娠紋、肥胖紋等情形，也能使皮膚的新陳代謝正常，如此年輕細胞就能取代老舊細胞，而使肌膚呈現年輕的光彩。

可將果酸當作化妝水來使用。

異位性皮膚炎

徹底進行生活改善的指導

除了徹底改善日常生活之外（參考一六一頁），目前並沒有決定性的治療法。不論西方醫學或東方醫學皆如此，使用對症療法。中藥在皮膚乾燥、發癢嚴重時會使用當歸飲子，而腫脹強烈時則使用葛根湯或刑芥連翹湯，也會配合症狀使用十味敗毒湯或消風散等。

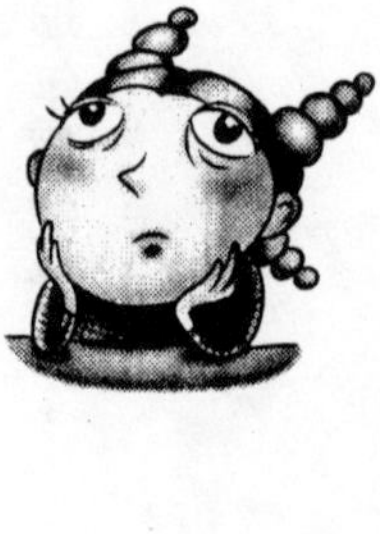

藝術化妝

以三階段染色為基本。特徵是能自然的修飾

藝術化妝就是即使是不化妝也能擁有生動的表情和色澤，這是使用專用的針

在肌膚上染色的方法。

藝術化妝包括機械式和手工式兩種，手工式是採用能自由描繪直線或製造影子，能自然的修飾。

藝術化妝以三階段染色法為基本，特色如下：

1. 以患者天生的膚色、髮色、濃淡、粗細、長度、形狀、線條為基本，儘可能調和成自然的狀態。
2. 最初只會淡淡的染色，在確認本人所希望的顏色、深度、範圍之後再繼續進行。每二～三週進行一次。
3. 習慣之後可以調整顏色、濃淡、染色範圍。
4. 染色之後，經過一段時間，顏色會自然脫落，程度因人而異，按照個人要求，日後還可以補色。
5. 施術中免不了疼痛，如果無法忍受，可以事先進行局部麻醉。

消除藝術化妝

不痛、不留疤痕的最新尖端技術

藝術化妝一旦進行就很難修正，但最近基於太粗、太深或不滿意線條、顏色等理由，而希望去除藝術化妝的人很多。可以使用最新、最尖端的技術，進行不痛、不留疤痕的去除法。

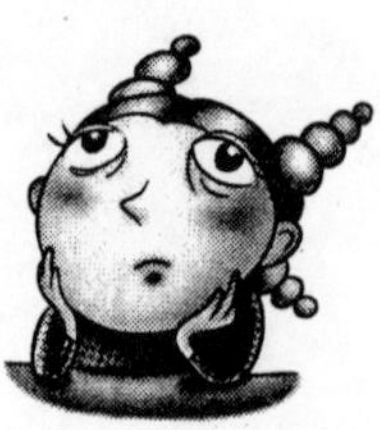

醫療脫毛（雷射脫毛、絕緣針電氣脫毛）

從毛髮根部下手

在進行脫毛手術之前，先診察脫毛部位的皮膚狀態。很多人由於長期自行處理過度，而形成斑疹症狀。在皮膚敏感的時候，不能進行脫毛手術。

絕緣針脫毛

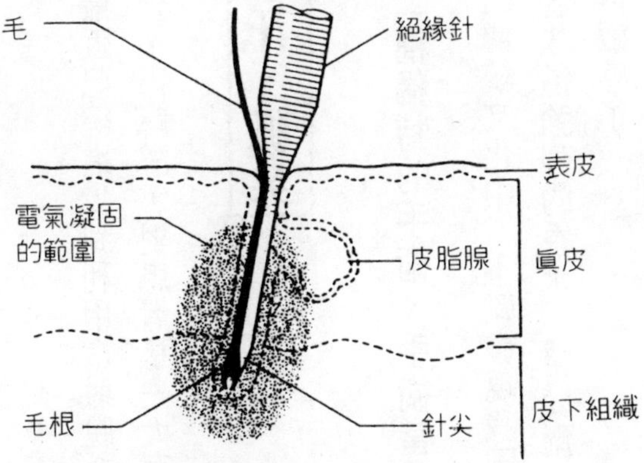

女性的生活形態或是服裝的急速變化，使肌膚露出較多，而長了更多的雜毛。

毛髮太濃密會造成一種壓力，若自己脫毛很危險，儘可能找醫師的協助。

絕緣針脫毛是利用絕緣針從毛根迅速處理，而且接觸肌膚的部位已經絕緣處理，不會有任何問題。脫毛手術是使用絕緣針的醫療脫毛，雖然有美容脫毛的缺點，可是能夠大幅改善色素沉澱或復發等現象。

在設備完善的診所，由專門醫師為您服務，當然更值得信賴，能夠利用更安全的局部麻醉、硬膜外麻醉等，配合各種需要進行無痛脫毛。腋下、T字部位、手臂、足脛、臉部的雜毛，短期間集中脫毛，效果卓越，兩側可以同時脫毛。有了這種「安心體驗」，就能以輕鬆的心情回到工作崗位，的確值得一試。

最近已經進步到利用雷射脫毛的時代了。針不會接觸到皮膚，疼痛較少，而且完全不需麻醉，對患者是一大福音。

多汗、狐臭

二種獨特的手術、手術當天就可以淋浴

由傳統文化中，不難發現我國一向是對氣味非常敏感的民族。但最近市面上瀰漫著味道強烈的香水、整髮劑、古龍水等，這些刺激性的氣味，使我們對氣味不再敏感了。

由於飲食生活的改變，原本東方人的體臭不比歐美人強，但現在已經產生很大的變化。有人甚至因為強烈的體臭而產生自卑感，而這種反彈的心理，使他

們喜歡香味較濃的香水……。

典型的例子就是多汗或狐臭所產生的氣味，可接受如下的治療。

・利用「二種獨特手術器」，只要三十分鐘就能杜絕氣味的根源。第一手術器是大汗腺用，第二手術器是小汗腺用。醫學上不斷研究最尖端的醫療技術，三十分鐘就能改善長期以來的困擾，創造一個深具自信的自己。

・以往的吸引法無效，切除法會留下醜陋的疤痕。

・與容易引起燒燙傷的高周波、超音波法相比，只要進行小切開、小小的腫脹，就能自然修飾，而且不需要拆線、住院，當天就可以淋浴。

唇

彌補所有缺點的技術和實績

唇部的缺點是利用任何化妝技巧都無法遮掩的。

本人非常在意。妳是否因為「雖然苦惱，但也無計可施」而放棄呢？

請等一等，唇部的缺點是可以治好的。例如，下唇突出或暴牙等骨骼問題，可以利用最新技術的外科矯正。而齒列不整或牙齒顏色不佳等，則可以藉著齒列矯正或薄片瓷牙膠合法加以改善。剩下的唇部缺點，不外乎是嘴唇過厚或過薄、笑時露出牙齦、牙齦顏色發黑等，對於這些唇部或牙齦的煩惱，已經擁有可以立刻應付的技術和設備。

想要使自己變得更美，不需要考慮太多。如果妳希望從今以後能活得更美、更積極，請務必置身於充滿現代性的醫療空間，妳將會驚訝美麗竟能使自己如此快樂！

交通意外事故等外傷

以Z整型術、W整型術為基本

受傷留下疤痕的皮膚比一般人想像的更為嚴重，不光是受傷的皮膚，連周邊的皮膚也不如以往健康時的狀態。

治療時必須先修補受傷部位的組織，等到皮膚完全熟悉這種狀態之後，再進行美容的修護。

手術法主要依受傷的種類而有所不同，主要有以下方法：全切除（一次全部切除）、連續切除（分多次進行，每次切除一部分）、游離移植法、擦掉法、局部注入類固醇、皮下瘢痕組織切除法及其他方法。

採直線切除傷口會使傷口變長，而且會出現硬塊及強烈的變形。為了達到美麗的修飾，因此以Z整型術、W整型術為基本。

燒燙傷

利用局部皮瓣法、游離移植法來改善

要改善燒燙傷，必須由周邊移動皮膚，進行局部皮瓣法。如果太過勉強，則改採其他部位移植皮膚的游離移植法。如果這麼做還是會產生瘢痕，則建議使用以下方法改善：

①連續切除（分多次進行，每次切除一部分）不去掉皮膚，而只除去瘢痕。②局部注射類固醇，加上利用海綿的壓迫法。③埋入增充劑、擴充劑三週～三個月後，再切除疤痕。④內服抗瘢痕劑，搭配黏貼副腎上腺皮質素貼劑及壓迫法。

此外，一天塗抹化妝水二次。

天生的煩惱

儘早治療可望改善

唇異常，或出現表情表現、發聲發語的機能障礙者，要儘早接受復健治療。

唇裂的患者需在出生三～四個月接受手術治療，若是沒有唇裂的腭裂，則應在一歲三個月左右接受治療。

出生後雖曾接受唇裂整型手術，但依舊殘留變形狀態者，可利用組織移植的手術，修飾變形的口唇周邊，進行立體的改善。

痣、疣、長繭

克服雷射治療法的缺點，陸續展現成果

不論是痣或疣，手術的方法會因大小、突出程度、深淺、顏色等而有差異。

近年來最常使用的是雷射法。

和斑點、細紋、面皰、疤痕一樣，如果使用果酸無效，也可以施行雷射治療。雷射治療是運用雷射光剝離表皮，促進年輕細胞的分裂、增殖的方法。唯一的缺點就是手術後會使皮膚發紅。

因為白種人很少出現色素沉著的現象，所以雷射療法在美國十分普遍。黃種人的膚色會因人而異，依身體部位不同，肌膚顏色也不同，很難控制膚色。

為了預防色素沉著，可以併用新的開發系統，克服雷射療法帶來發紅的色素沉著的現象。

女性專科

一定要找值得信賴、經驗豐富的專門醫師諮商

很多人對外性器有著不必要的敏感，造成許多煩惱。偏偏這方面的問題又無法與人商量，沒有訴說煩惱的對象，因而對異性的人際關係缺乏自信，遠離了豐富開朗的「人生」。當然，身體上有問題的部位可能不太清潔，也較容易感染上性病。

一定要敞開心門，尋求專業的諮商。

（女性的煩惱與改善法、女性專科）

●改善陰道擴張

陰道擴張的成因包括先天遺傳，或生產時產道拉傷、鬆弛等後天因素。這類煩惱非常困擾著女性，甚至會對和異性交往感到消極。千萬不要焦躁，一定會

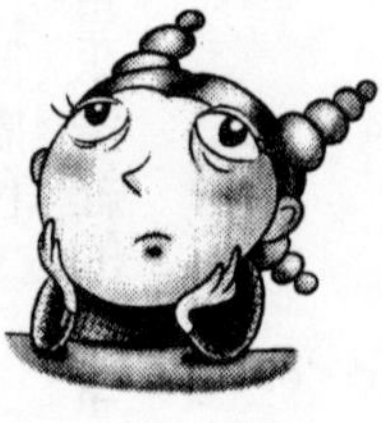

有希望的！改善方法是在陰道壁黏膜製造皺襞，在黏膜下注入脂肪。必要時可縮窄陰道口，恢復年輕時的狀態。基本上只需要作局部麻醉，無須住院。但程度較嚴重者，可能需要接受腰椎硬膜外麻醉。

●改善陰道狹窄

陰道過於狹窄可能影響兩性關係，這種情形可以擴張手術加以改善。

●改善小陰唇肥大

改善方法就是直接切除，縫合肥大的皮膚（局部麻醉）。除了小陰唇肥大，幾乎所有患者也都伴隨著色素沉澱或左右不對稱等現象，不大美觀，可以同時加以改善。

●改善大陰唇肥大

由於肥大皮膚及脂肪很發達，所以在改善大陰唇肥大時，必須一併切除這些脂肪。

●改善突出的恥骨

先天恥骨朝皮下側突出所造成的。改善方法為切開毛髮處，削除突出的恥骨骨膜和骨的一部分。但如此可能會減弱產道的力量，所以必須適當的拿捏。

●改善突出的恥丘

恥丘突出的原因為皮下脂肪較多，分為先天及後天兩種。改善法是切開毛髮處，切除過度發達的皮下脂肪。有些情形突出的並非脂肪，而是過多的皮膚，此時就必須要切除一部分的皮膚。

●陰毛

陰毛過多可利用醫療脫毛（雷射脫毛、絕緣針電氣脫毛），若陰毛稀疏，則可利用植毛加以改善。

●陰蒂

陰蒂過大或過小皆可利用整型手術加以改善。如果是皮膚覆蓋住陰蒂，則可切除一部分皮膚來調整。

●乳頭縮小

依乳頭肥大情形不同，可分為降低乳頭高度、縮小乳頭直徑，與同時改善高度及直徑三種。

可以利用組織切除法來改善，不會留下明顯的疤痕，疤痕僅止於乳頭、乳暈部位而已。保存中心部位的乳管，手術後仍可哺乳。不過，懷孕、哺乳、性生活等因素，可能會使乳頭組織再度肥大。

●乳暈縮小

乳房較大、生產過後的女性，或出現反覆發胖又消瘦的情形，容易出現乳暈縮小的現象。手術後的疤痕會隱藏在乳暈的皮膚內，所以並不明顯。

乳暈縮小包括縮小乳暈直徑、縮窄擴張的乳暈，及同時包含前兩者等三種。

●副乳切除整型

其他哺乳動物生產時以多胞胎居多，因此不只有二個乳房，而是有四、六、八個不等。

而人類只在左右各留下一個乳房，其餘的乳房組織，在胎兒時期還保有痕跡，但出生前就會消失了。出生後，從腋下根部沿著乳腺還依稀可見副乳的痕跡。副乳的程度共分為殘餘乳頭組織、乳腺較高、乳頭明顯、乳腺明顯、乳頭及乳腺皆明顯等五種。

配合副乳的程度，儘可能進行小切開，去除副乳的組織。如果長期放任副乳不管，可能會使殘存乳腺組織惡化。這時就必須要切除部分組織，進行病理檢查。若疑似為惡性腫瘤時，就必須立刻轉診至專門醫院。

男性專科

成功的實現夢想

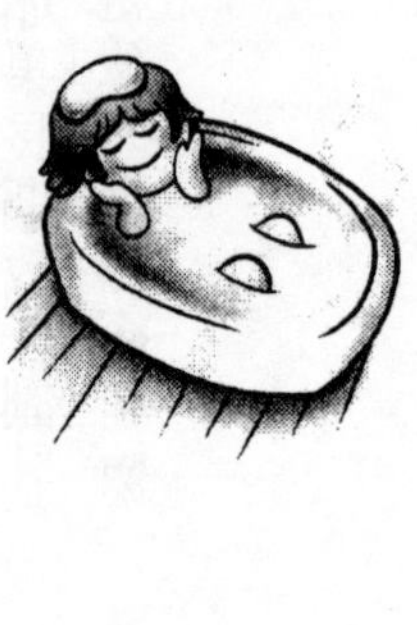

希望更勇猛、雄壯是每個男性的願望，而美容醫學最尖端、最新的技術將可實現你的夢想。

●包莖手術

包莖的原因是在成長過程中保護龜頭的包皮，到青春期仍未剝落而造成的先天性包莖。可分為真性包莖與假性包莖。需要動手術治療的為真性包莖。

包莖手術不能使疤痕太明顯，否則失去了性感帶就沒有意義了。最新的包莖手術為「龜頭直下直莖皮瓣法」。為了保護在陰莖內側的性感帶——包皮小帶，在皮膚切開下工夫的方法。形狀不難看，也不會留下明顯的疤痕。

三週後就可以進行性行為。不過，手術前及手術後要每日泡澡，平常一定要保持清潔才行。此外，手術後的消毒一定要切實進行。

若放任包莖不管，容易使陰莖藏污納垢，成為性病或龜頭癌的關鍵。同時也會影響發育，對性格的形成將有不良的影響。

手術過後，絕大部分的患者都不願再回診所複診，但定期觀察手術癒後是非常必要的（次數較少也無妨）。

●長莖術

陰莖主要構造是由二種韌帶圍繞恥骨而成，埋於下腹部。可以對此二種韌帶進行外科手術，使陰莖達到比平常多出二～四公分的長度。這是最新研發的技術，切離的韌帶在手術後會自然癒合，能提升勃起能力。

●龜頭、陰莖增大術

以往陰莖增大採用的是注入膠原蛋白（動物性蛋白質）。但容易引起過敏反應，一旦被組織吸收後，則又恢復原狀，具有很多缺點。最新技術的脂肪注入法，則是自側腹部或臀部抽取自身的脂肪注入，龜頭可能會比原先粗三成左右（指外圍），同時不用擔心過敏的問題。但是，注入脂肪的部位、深度、角度等，每個人都有微妙的差異，所以需要高度的技術。

●結紮

結紮需進行局部麻醉，處理輸精管，形成無精子狀態。不會損及性感帶及高潮。手術僅需二十分鐘，不會疼痛。若日後想要再生孩子，還可以拆除。

●改善男性乳房肥大

男性乳房肥大的原因有二種：

1. 血液中女性荷爾蒙過高

（A）男性出現強烈的肝功能障礙時，無法充分分解體內的女性荷爾蒙，因此血液中的女性荷爾蒙就會異常增加。雖然是男性，但乳腺組織發達，乳房會像女性一樣膨脹。（B）偶爾也會發現分泌女性荷爾蒙的腫瘤。

2. 皮下脂肪

肥胖的男性，或因健身鍛鍊出胸肌，卻突然中止訓練，此時肌肉內或皮下脂肪就會變成好像乳房一般。

改善方法就是切開乳暈周圍和乳暈正中央（繞過乳頭），切除或抽出皮下的乳腺或脂肪組織。程度較輕者，利用局部麻醉進行抽脂法即可，嚴重者則需要接受全身麻醉加以切除。有些患者會出現乳癌或惡性腫瘤。這時將切除的部分組織進行病理檢查，疑似惡性時，就應該轉診至專門醫院。

美容整型外科可以做的事

幫助患者將不好的部分變成更美、更健康的狀態

美容整型外科醫師可以辦到的是較實際的方面，不可能使灰姑娘的夢想在這世界實現。

接受美容整型手術可以改善你的外觀，而使人生擁有美麗的色彩。每位整型外科醫師都希望能實現患者的夢想。但夢想終歸是夢想，目前只能一步步接近所謂理想的境界，整型外科技術能達成的理想有以下幾種：

有很多人對自己的臉、體型、外觀感到煩惱，或者認為自己看起來比實際年紀更老、更醜……。為了這些患者，醫師使用自身的醫療技術進行護膚或手術，讓這些不好的部分變得更美、更健康。

覺得自己老化得快，或眼睛太小沒有魅力的人，缺乏表現力，顯得畏畏縮縮，對自己沒有自信，甚至對未來也抱持著消極的想法。

自卑感會使人們活得有壓力，而壓力使人更不美麗。

對於人生抱持消極的態度，這種想法一定要克服才行。人原本就應該是美麗的存在，不管任何人都具有自己的個性美。整型醫師只能藉著改善身體、臉、肌膚等部位，希望建立患者的自信心，使人更積極、更樂觀。

事實上，這世界根本沒有所謂很醜的人。

接受美容整型手術就能恢復自信，開啟豐富的人生，像這樣的人的確很多。千萬不要感到自卑，美容整型能夠達成你的心願。

但是醫師們希望各位能瞭解一點，「不要只注重自己的外表、更不要一味的把時間浪費在臉和身體上」。

關心自己的臉和身體是件很好的事情，但是太過執著，只會使自己變成自私的人。

儘可能就好像對自己的和身體抱持的關心一樣，對待家人、朋友及整個社會，絕不可以失去平衡。在社會中要積極表現自己，關心、重視自己，是這一切的出發點。如此一來，美容醫療才能幫助你。

大展出版社有限公司
品冠文化出版社

圖書目錄

地址：台北市北投區(石牌)
致遠一路二段 12 巷 1 號
電話：(02)28236031
28236033
郵撥：0166955～1
傳真：(02)28272069

・法律專欄連載・大展編號 58

台大法學院　法律學系／策劃
法律服務社／編著

1. 別讓您的權利睡著了(1)		200 元
2. 別讓您的權利睡著了(2)		200 元

・武術特輯・大展編號 10

1. 陳式太極拳入門	馮志強編著	180 元
2. 武式太極拳	郝少如編著	200 元
3. 練功十八法入門	蕭京凌編著	120 元
4. 教門長拳	蕭京凌編著	150 元
5. 跆拳道	蕭京凌編譯	180 元
6. 正傳合氣道	程曉鈴譯	200 元
7. 圖解雙節棍	陳銘遠著	150 元
8. 格鬥空手道	鄭旭旭編著	200 元
9. 實用跆拳道	陳國榮編著	200 元
10. 武術初學指南	李文英、解守德編著	250 元
11. 泰國拳	陳國榮著	180 元
12. 中國式摔跤	黃　斌編著	180 元
13. 太極劍入門	李德印編著	180 元
14. 太極拳運動	運動司編	250 元
15. 太極拳譜	清・王宗岳等著	280 元
16. 散手初學	冷　峰編著	200 元
17. 南拳	朱瑞琪編著	180 元
18. 吳式太極劍	王培生著	200 元
19. 太極拳健身與技擊	王培生著	250 元
20. 秘傳武當八卦掌	狄兆龍著	250 元
21. 太極拳論譚	沈　壽著	250 元
22. 陳式太極拳技擊法	馬　虹著	250 元
23. 二十四式 三十二式 太極 拳 劍	闞桂香著	180 元
24. 楊式秘傳 129 式太極長拳	張楚全著	280 元
25. 楊式太極拳架詳解	林炳堯著	280 元

26. 華佗五禽劍	劉時榮著	180 元
27. 太極拳基礎講座：基本功與簡化 24 式	李德印著	250 元
28. 武式太極拳精華	薛乃印著	200 元
29. 陳式太極拳拳理闡微	馬 虹著	350 元
30. 陳式太極拳體用全書	馬 虹著	400 元
31. 張三豐太極拳	陳占奎著	200 元
32. 中國太極推手	張 山主編	300 元
33. 48 式太極拳入門	門惠豐編著	220 元
34. 太極拳奇人奇功	嚴翰秀編著	250 元
35. 心意門秘籍	李新民編著	220 元
36. 三才門乾坤戊己功	王培生編著	元
37. 武式太極劍精華 +VCD	薛乃印編著	元
38. 楊式太極拳	傅鐘文演述	元

・原地太極拳系列・大展編號 11

1. 原地綜合太極拳 24 式	胡啓賢創編	220 元
2. 原地活步太極拳 42 式	胡啓賢創編	200 元
3. 原地簡化太極拳 24 式	胡啓賢創編	200 元
4. 原地太極拳 12 式	胡啓賢創編	200 元

・道 學 文 化・大展編號 12

1. 道在養生：道教長壽術	郝 勤等著	250 元
2. 龍虎丹道：道教內丹術	郝 勤著	300 元
3. 天上人間：道教神仙譜系	黃德海著	250 元
4. 步罡踏斗：道教祭禮儀典	張澤洪著	250 元
5. 道醫窺秘：道教醫學康復術	王慶餘等著	250 元
6. 勸善成仙：道教生命倫理	李 剛著	250 元
7. 洞天福地：道教宮觀勝境	沙銘壽著	250 元
8. 青詞碧簫：道教文學藝術	楊光文等著	250 元
9. 沈博絕麗：道教格言精粹	朱耕發等著	250 元

・秘傳占卜系列・大展編號 14

1. 手相術	淺野八郎著	180 元
2. 人相術	淺野八郎著	180 元
3. 西洋占星術	淺野八郎著	180 元
4. 中國神奇占卜	淺野八郎著	150 元
5. 夢判斷	淺野八郎著	150 元
6. 前世、來世占卜	淺野八郎著	150 元
7. 法國式血型學	淺野八郎著	150 元
8. 靈感、符咒學	淺野八郎著	150 元

9.	紙牌占卜學	淺野八郎著	150 元
10.	ESP 超能力占卜	淺野八郎著	150 元
11.	猶太數的秘術	淺野八郎著	150 元
12.	新心理測驗	淺野八郎著	160 元
13.	塔羅牌預言秘法	淺野八郎著	200 元

・趣味心理講座・大展編號 15

1.	性格測驗　探索男與女	淺野八郎著	140 元
2.	性格測驗　透視人心奧秘	淺野八郎著	140 元
3.	性格測驗　發現陌生的自己	淺野八郎著	140 元
4.	性格測驗　發現你的真面目	淺野八郎著	140 元
5.	性格測驗　讓你們吃驚	淺野八郎著	140 元
6.	性格測驗　洞穿心理盲點	淺野八郎著	140 元
7.	性格測驗　探索對方心理	淺野八郎著	140 元
8.	性格測驗　由吃認識自己	淺野八郎著	160 元
9.	性格測驗　戀愛知多少	淺野八郎著	160 元
10.	性格測驗　由裝扮瞭解人心	淺野八郎著	160 元
11.	性格測驗　敲開內心玄機	淺野八郎著	140 元
12.	性格測驗　透視你的未來	淺野八郎著	160 元
13.	血型與你的一生	淺野八郎著	160 元
14.	趣味推理遊戲	淺野八郎著	160 元
15.	行爲語言解析	淺野八郎著	160 元

・婦 幼 天 地・大展編號 16

1.	八萬人減肥成果	黃靜香譯	180 元
2.	三分鐘減肥體操	楊鴻儒譯	150 元
3.	窈窕淑女美髮秘訣	柯素娥譯	130 元
4.	使妳更迷人	成　玉譯	130 元
5.	女性的更年期	官舒妍編譯	160 元
6.	胎內育兒法	李玉瓊編譯	150 元
7.	早產兒袋鼠式護理	唐岱蘭譯	200 元
8.	初次懷孕與生產	婦幼天地編譯組	180 元
9.	初次育兒 12 個月	婦幼天地編譯組	180 元
10.	斷乳食與幼兒食	婦幼天地編譯組	180 元
11.	培養幼兒能力與性向	婦幼天地編譯組	180 元
12.	培養幼兒創造力的玩具與遊戲	婦幼天地編譯組	180 元
13.	幼兒的症狀與疾病	婦幼天地編譯組	180 元
14.	腿部苗條健美法	婦幼天地編譯組	180 元
15.	女性腰痛別忽視	婦幼天地編譯組	150 元
16.	舒展身心體操術	李玉瓊編譯	130 元
17.	三分鐘臉部體操	趙薇妮著	160 元

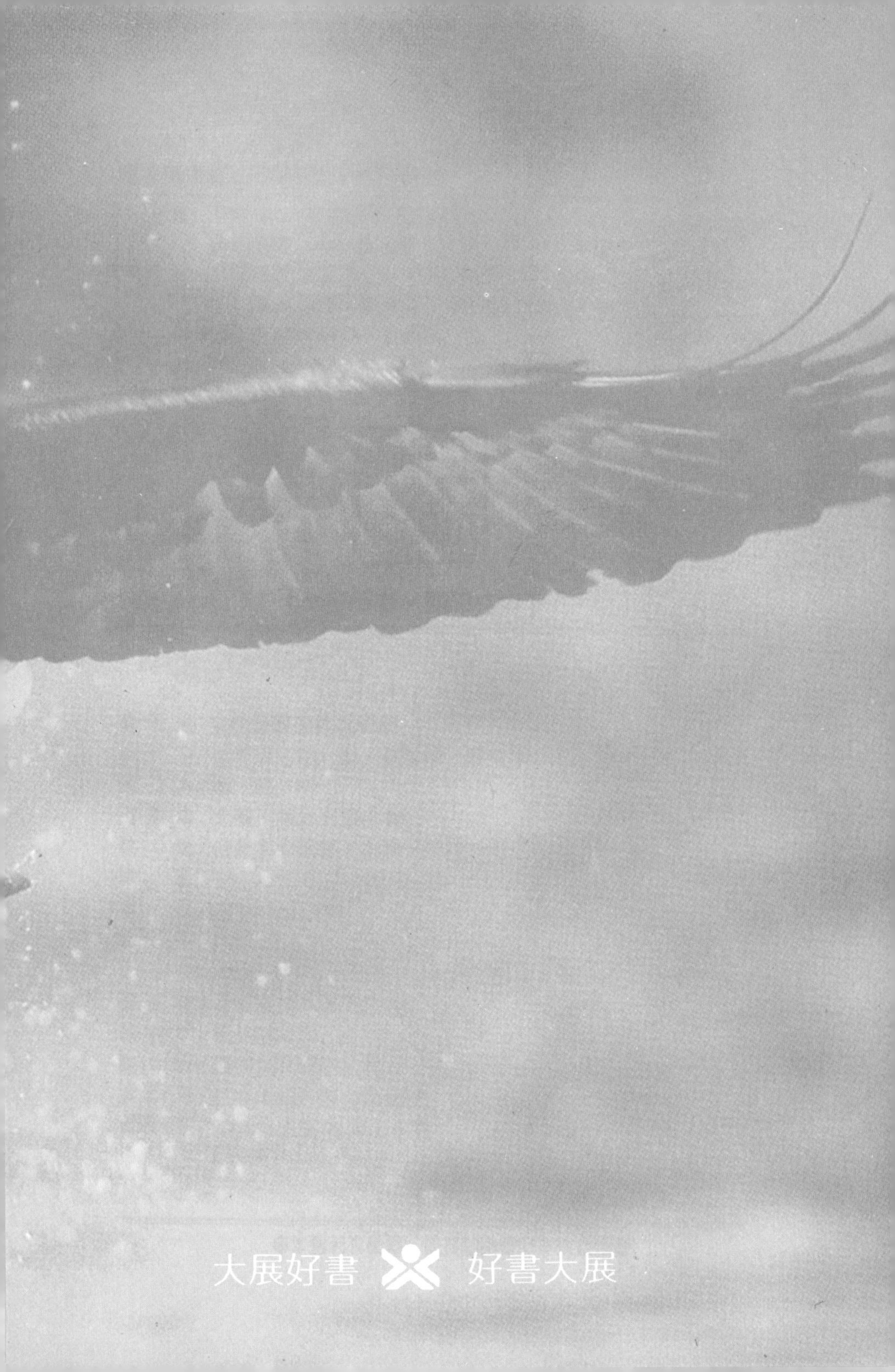
大展好書 好書大展

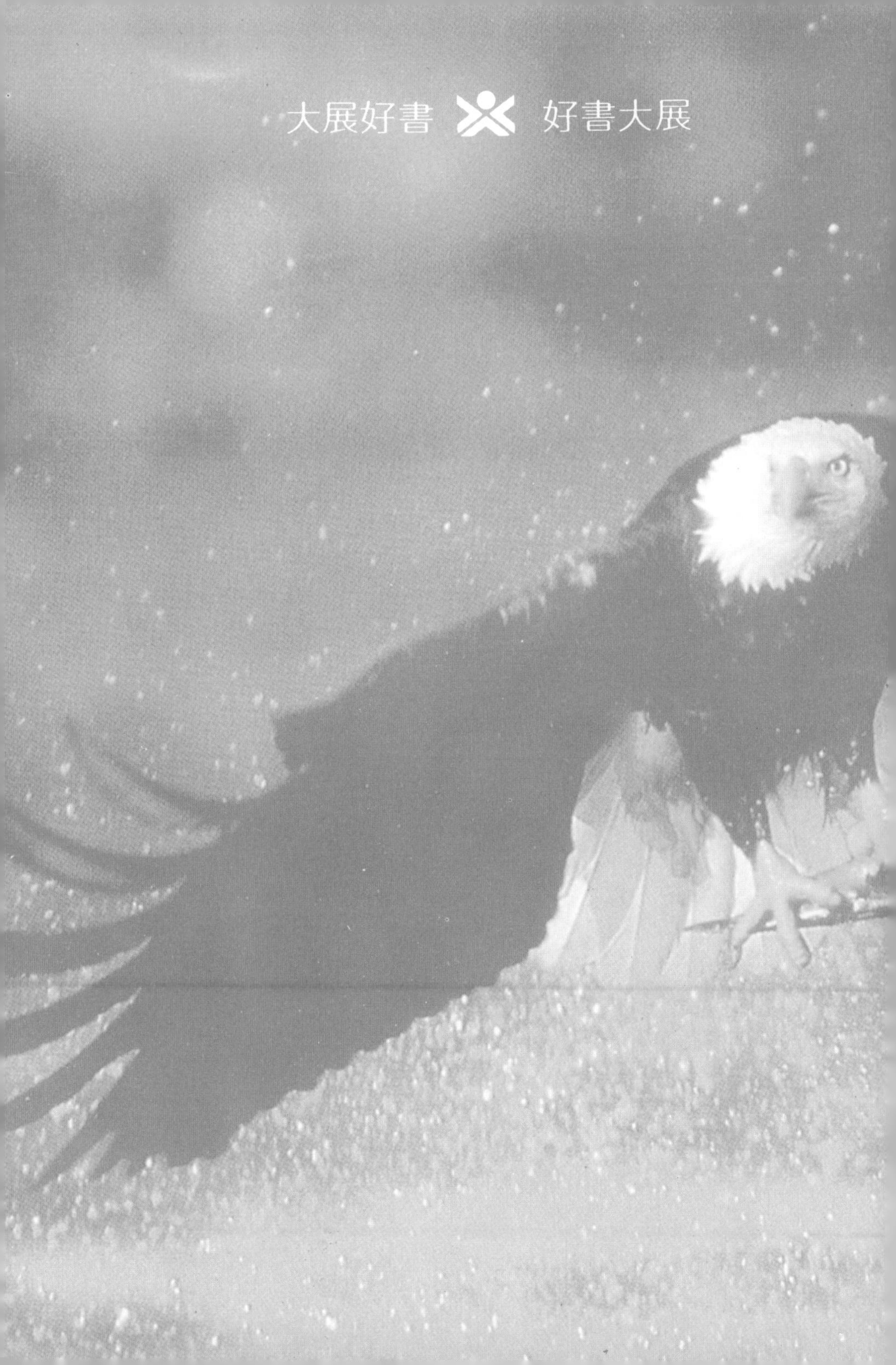
大展好書　好書大展